AF330011

LA MÉDECINE

DE LA NATURE,

ou

ESSAI SUR QUELQUES MALADIES

CURATIVES D'AUTRES MALADIES.

IMPRIMERIE DE J. GRATIOT.

LA MÉDECINE

DE LA NATURE,

OU

ESSAI SUR QUELQUES MALADIES

CURATIVES D'AUTRES MALADIES ;

PAR LE Docteur COFFINIÈRES,

DE CASTELNAUDARY (AUDE), MEMBRE DE PLUSIEURS SOCIÉTÉS DE MÉDECINE.

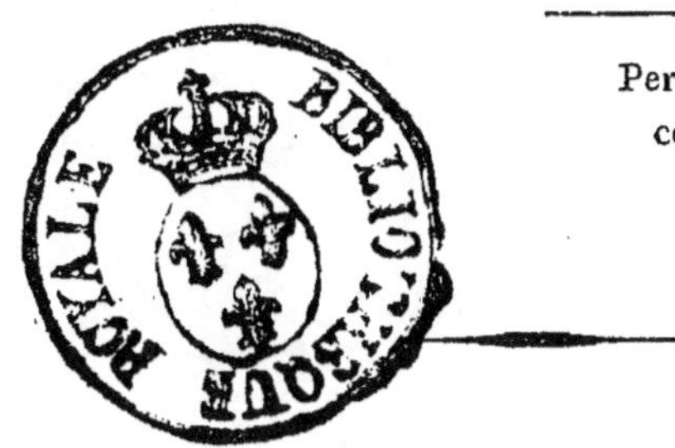

Periti nautæ ventis etiam
contrariis utentur.....

PARIS.

CROULLEBOIS, RUE DES MATHURINS SAINT-JACQUES, n° 17.

DELAUNAY, PALAIS-ROYAL, GALERIES DE BOIS.

1819.

PRÉFACE.

Le désir d'obtenir une célébrité quelconque a fait plus d'un auteur. Mais l'homme qui exerce une profession utile à l'humanité, a dû contracter avec sa conscience l'engagement tacite de lui consacrer tous ses instans : ses loisirs mêmes ne lui appartiennent pas; et s'il croit que l'art qu'il professe puisse tirer quelque avantage de son expérience personnelle, il en doit le tribut à ses semblables, sans s'inquiéter s'il lui en reviendra quelque profit ou quelque gloire.

Tel est le sentiment qui m'a déterminé à publier cet ouvrage. Assurément je n'ai pas la prétention de faire une révolution en médecine ; mais, en rendant compte de ce que j'ai vu, de ce que j'ai observé dans le cours d'une longue pratique, peut-être aurai-je indiqué à des hommes plus habiles que moi une nouvelle carrière à exploiter : et c'est quelque chose que de diriger les amis de la science vers un but utile.

Il est deux écueils également dange-reux dans la médecine, celui des systèmes exclusifs, et celui d'une aveugle routine.

Ce dernier a été signalé par notre premier poëte comique; et si Molière a excité la fureur de plusieurs médecins du dernier siècle, dont tout le savoir se réduisait à de vaines formules, il a été utile à la science, puisqu'il a dirigé vers des études solides les hommes qui se consacrent à l'art de guérir. Ce n'était pas assez de vouer au ridicule ces *assassins en titre*, véritables fléaux de l'humanité ; et peut-être faudrait-il que la législation pût atteindre ces empoisonneurs de l'espèce humaine, plus dangereux cent fois que les maladies qu'ils prétendent guérir.

Gardons-nous aussi, en médecine, de ces systèmes qui n'ont pour base que des abstractions. L'analyse nous guide avec succès dans la plupart des sciences ; mais elle est impuissante ici, parce qu'on ne peut analyser que les objets dont les élémens constitutifs peuvent s'offrir à nos sens ; et que, dans l'organisation de l'homme, les causes premières échappent toujours à notre intelligence.

L'analogie elle-même ne peut nous conduire qu'à des résultats incertains ; car elle ne s'établit que du connu à l'inconnu ; et malheureusement, il faut l'avouer, il est peu de choses connues en médecine.

D'ailleurs, pour raisonner par analogie, il faut être certain que les mêmes effets se reproduiront toujours dans les mêmes circonstances ; et quel est l'homme de l'art qui oserait l'affirmer, lorsque tant de causes secrètes, tant d'accidens imprévus peuvent troubler la marche ordinaire de la nature ?

La véritable science, en médecine, est toute dans les faits et dans l'observation éclairée. Le but qu'elle doit se proposer, est de seconder, de diriger la nature qui fait presque seule tous les miracles dont l'art veut s'enorgueillir.

Si les anciens appelaient la médecine une science divine, c'est moins parce qu'ils en attribuaient l'invention à un dieu, que parce qu'ils savaient bien que tous les efforts humains seraient impuissans, s'ils n'étaient secondés par cette intelligence souveraine qui veille à la conservation de l'univers, et de tous les êtres en particulier.

On a remarqué, avec raison, que la médecine n'avait pas fait, dans les derniers siècles, autant de progrès que les autres sciences : faudra-t-il l'imputer aux médecins, ou à la médecine elle-même ?

Sans doute, et nous l'avons déjà dit, une science dont l'objet est si étendu, et dans laquelle l'esprit humain ne peut suivre la marche à la fois si facile et si sûre de l'analyse ; une telle science, disons-nous, aura toujours ses obscurités et ses mystères, contre lesquels l'orgueil de l'homme viendra se briser.

Mais on ne peut se le dissimuler aussi, l'esprit que la plupart des médecins apportent dans l'étude et la pratique de leur art, ne contribue pas peu à en retarder les progrès ; et tandis que la méthode routinière des hommes à formules trouve de nombreux partisans, parce qu'elle sert également leur paresse et leur ignorance, les découvertes utiles, les idées nouvelles, qui pourraient agrandir le domaine de la science, ne rencontrent partout qu'une résistance invincible, ou une opposition formelle.

Du reste, ce n'est pas aujourd'hui seulement qu'on peut se plaindre de cette disposition des esprits.

Voici ce que Bayle écrivait en 1685 : « Les vieux docteurs, qui croiraient se déshonorer s'ils abandonnaient leurs principes pour de nouvelles découvertes, ne veulent jamais démordre de leurs anciens préjugés ; les jeunes médecins ayant besoin de la recommandation des vieux, pour se pousser dans la pratique, n'osent leur déplaire en opinant. »

L'esprit de corps n'existe pas, sans doute, aujourd'hui parmi nous, comme dans le dix-septième siècle : mais la masse des prétentions particulières n'en est pas moins aussi considérable; et ce sera toujours un obstacle insurmontable aux progrès de l'art, tant que les médecins ne seront pas persuadés qu'on aime mieux trouver en eux des hommes utiles à leurs semblables, que des savans et des faiseurs de systèmes.

Tous ceux qui se dévouent à l'art de guérir, doivent se proposer un même but, celui de contribuer à adoucir les maux dont l'humanité est affligée; et certes, ce but est assez honorable pour qu'on n'hésite pas à lui faire le sacrifice d'un vain amour-propre.

Si nous trouvons dans le cours de notre pratique quelque moyen curatif, non employé jusqu'alors, et dont le succès soit établi par l'expérience, hâtons-nous de le publier, non pour nous en faire gloire, mais parce que tout ce qui se lie à l'intérêt général rentre en quelque sorte dans le domaine public.

Si la découverte appartient à un autre, accueillons-la avec empressement quand elle est utile ; que l'art de guérir s'enrichisse ainsi des travaux de chacun ; et que tout médecin s'applaudisse, comme s'il y avait lui-même pris part, de ces nouveaux triomphes de l'art sur la nature.

J'ai employé avec succès le charbon végétal comme anti-putride , dans les plaies et dans les maladies internes. Les Mémoires que j'ai publiés à ce sujet, ont déterminé plusieurs hommes de l'art à faire usage de ce moyen, soit pour arrêter les progrès de la gangrène dans les plaies, soit pour neutraliser la putridité des voies digestives ; et ils en ont obtenu les plus heureux résultats : mais la simplicité même de ce moyen curatif, l'a fait rejeter, sans examen, de la part de ceux qui se persuadent que la médecine ne peut trouver des auxiliaires que dans les officines des pharmaciens.

Il y a plusieurs années, j'ai aussi publié un Mémoire sur la vertu de l'alkali volatil fluor, tant pour la piqûre de la vipère, que pour la morsure des animaux enragés. Ce moyen m'a réussi dans toutes les circonstances où j'ai eu occasion de l'employer ; et cependant, la plupart des praticiens le négligent pour des moyens dont l'emploi est plus dangereux, et qui n'offrent presque jamais des résultats satisfaisans.

Serai-je plus heureux aujourd'hui, lorsque je présente au Public quelques idées nouvelles en médecine ? Ne m'appellera-t-on pas *faux frère*, lorsque, dépouillant la science de ses prestiges et de ses illusions, je montre la nature toujours supérieure à l'art ; lorsque j'indique, dans l'emploi des affections morales et des passions, des moyens curatifs plus puissans que toutes les combinaisons de la chimie; lorsqu'enfin j'établis qu'une pratique mal éclairée crée souvent des maladies qui n'existaient pas, ou rend incurables des maladies qui devaient se guérir d'elles-mêmes en suivant la marche tracée par la nature.

Que m'importent, après tout, les critiques dont mon ouvrage pourrait être l'objet, quand je n'ai pas les prétentions d'un auteur, et que je ne me propose d'autre but que d'être utile à mes semblables. Si je me trompe, je serai du moins excusable par l'intention.

Ma médecine n'est pas d'ailleurs bien effrayante ; en voici quelques échantillons :

Au mois d'octobre dernier, je fus appelé auprès d'un chevalier de Saint-Louis, octogénaire, et d'un embonpoint extrême. Je le trouvai gisant dans son lit, abattu, assoupi et délirant. J'appris que depuis peu on l'avait délivré d'un mal à la jambe ; et cette circonstance m'indiqua qu'il fallait y rappeler le siége du mal. Un médecin de village, qui se trouvait déjà auprès du malade, avait ordonné l'émétique, parce que, disait-il, d'après Hippocrate, la langue blanche et chargée indiquait l'embarras de l'estomac. La citation ne me parut pas heureuse : je fis apporter un baquet rempli d'eau chaude sinapisée : le malade y prit un bain de pieds ; et l'irritation que j'excitai ainsi dans les jambes, fit disparaître sur-le-champ les symptômes alarmans de la maladie, qui cessa entièrement peu de jours après.

Vers la même époque, on vint me chercher, en toute hâte, pour donner des secours à un homme qui, disait-on, allait étouffer. En effet, lorsque j'approchai du malade, j'entendis sortir de sa poitrine une vibration bruyante, assez semblable au râle qui précède les derniers instans de la vie. La famille éplorée n'osait me consulter, et s'attendait que j'allais ordonner une opération grave. J'invitai le malade *à chanter un air de basse-taille et à fumer une pipe de tabac* : cette prescription parut si singulière à un homme qui se croyait perdu, qu'il se mit à rire aux éclats ; aussitôt il quitta son lit, et n'éprouva plus aucune gêne dans sa respiration. Je me hâtai d'expliquer ce qu'on appelait un miracle : une peau interceptait le passage de l'air dans l'organe de la voix ; et les tons bas, produisant l'effet d'élargir cet organe, la peau qui gênait la circulation devait se détacher, en chantant quelques notes de basse-taille : les éclats de rire, occasionant

(xiij)

une semblable dilatation, produisirent le même effet.

Mais d'autres malades réclamaient en même temps mes soins. L'épouse et la belle-mère du jeune homme, éveillées, en sursaut pour le secourir, étaient dans un état d'inquiétude et de trouble difficile à décrire. Les moyens moraux étaient les seuls à employer dans une telle situation.... Je leur dis qu'il était urgent de les saigner ; et la peur de cette opération fit cesser un état de trouble qui pouvait être inquiétant. Alors, elles commencèrent à rire avec moi de la singularité de mon ordonnance ; et la gaieté ramena en un instant le bonheur dans cette intéressante famille.

Il semblait que cette journée dût être consacrée tout entière à des cures pour lesquelles je n'avais besoin ni de prescriptions ni d'ordonnances.

Le jeune homme qui s'était guéri en riant aux éclats, d'une maladie qu'on regardait comme très-inquiétante, offrit de me conduire dans sa voiture chez une dame nouvellement mariée, qui habitait la campagne, et qui réclamait mes soins.

En arrivant auprès d'elle, je la trouvai dans un état de spasme, de crispation et de délire, qui pouvait faire craindre les accidens les plus fâcheux. Ayant appris que cette maladie s'était manifestée à l'époque où elle avait quitté sa famille, j'ordonnai de suite les préparatifs nécessaires pour la transporter auprès de ses parens. Faisant aussitôt un retour sur elle-même, la malade rendit compte de quelques motifs qui s'opposaient à ce brusque départ, et le calme reparut bientôt dans son esprit : en peu d'instans, tous les symptômes nerveux disparurent. Je jugeai qu'elle n'avait besoin que de quelques distractions : je l'engageai à quitter le lit ; et elle fit, comme à son ordinaire, les honneurs du dîner et de la soirée.

Mon malade du matin se soumit alors de bonne grâce au remède que je lui avais indiqué ; et il chanta un grand air, sans éprouver le moindre embarras dans son organe.

Dans une foule de circonstances, j'ai eu à m'applaudir de m'être ainsi écarté des moyens curatifs indiqués dans les cas généraux ; et j'ai surtout eu plusieurs fois l'occasion de m'apercevoir qu'en agissant sur le moral de ses malades, le médecin pouvait obtenir des résultats satisfaisans, lorsqu'il s'était rendu un compte exact de la cause des maladies qu'il avait à soigner.

On trouvera un grand nombre d'observations de ce genre dans l'écrit que je présente seulement comme le canevas d'un

grand ouvrage que d'autres pourront entreprendre avec plus de succès que moi.

Il importe, en effet, de savoir s'il
existe réellement des maladies curatives
d'autres maladies ; et quelles sont les ressources de l'art pour provoquer et diriger
ces maladies vraiment salutaires. Plusieurs
Sociétés de Médecine, et notamment celle
de Montpellier (en 1809), ont appelé
l'attention des hommes de l'art sur cette
question , dont la solution doit intéresser
l'humanité.

LA MÉDECINE

DE LA NATURE,

ou

ESSAI SUR QUELQUES MALADIES

CURATIVES D'AUTRES MALADIES.

PREMIÈRE PARTIE.

SECTION PREMIÈRE.

Définition. — *Divisions.* — *Idées générales.*

1. Nous comprenons sous la dénomination de maladies salutaires ou curatives d'autres maladies, tout changement, toute révolution maladive, qui tend au bien-être du malade : sous ce rapport, nous les diviserons en trois classes.

2. La première classe comprend les phénomènes successifs qui s'observent dans une même maladie ; car sa révolution complète offre les quatre époques distinctes, de sa formation, de son accroissement, de son dernier période, et de son déclin ; et chacune de ces époques constitue une manière d'être différente , une maladie particulière, qui a ses paroxismes, comme l'ensemble de la maladie.

3- Toutes les maladies qui se guérissent spontanément , sont ainsi composées de quatre maladies différentes, qui, en se détruisant l'une par l'autre, rendent la maladie primitive ou principale, curative de sa cause.

4. En observant ce qui se passe dans les maladies les plus simples , celles qui sont le plus soumises à nos sens , nous y trouverons ces quatre maladies bien caractérisées.

Si la plaie récente restait toujours abreuvée de sang, elle ne guérirait point : ce n'est que lorsque le dégorgement a cessé peu à peu, que les vaisseaux se tuméfient pour former la fièvre locale ; et la fièvre , à son tour, amène la suppuration , qui conduit à la cicatrice.

Dans les maladies , en général , le malaise, les frissons, constituent un état bien différent du

chaud qui succède ; la coction offre un nouveau mode qui se termine par la résolution.

5. Dans les maladies éruptives, bénignes, ré-
gulières, les quatre temps sont si marqués, qu'on
peut annoncer d'avance la nature des simptômes
qui doivent se succéder ; dérangez cet ordre,
par quelque action perturbatrice, et vous rendrez
le mal incurable ou mortel.

Au printemps de 1786, nous fûmes appelé
dans une maison d'éducation où se trouvaient
environ deux cents malades atteints de la rougeole. Ceux qui en dirigeaient le traitement,
abusant de la méthode rafraîchissante de Syden-
ham, avaient suspendu le cours de cette maladie ; la plupart des malades étaient depuis
environ quinze jours dans un état alarmant
d'abattement et de pâleur. A peine eûmes-nous
donné de l'énergie aux forces vitales, par l'air,
le régime et une boisson légèrement diapho-
rétique, que la maladie se termina d'une manière
aussi prompte qu'heureuse.

6. Il existe un grand nombre d'exemples
de personnes qui ont éprouvé un engorgement
squirrheux des amygdales, par l'abus autrefois si
fréquent de la saignée, dans les maux de gorge.

Un jeune chirurgien fit l'extirpation d'une

1.

amygdale devenue squirrheuse, par suite de fortes saignées. La femme qui supporta cette opération, quoiqu'à peine âgée de 24 ans, mourut peu de temps après, d'une maladie aiguë.

On peut lire, à ce sujet, dans les Mémoires de l'Académie de Chirurgie, deux mémoires intéressans : l'un de M. Recolin, qui conseille la saignée dans les esquinancies inflammatoires ; l'autre de M. Louis, sur la rescision des amygdales tuméfiées. En suivant le traitement indiqué par ces deux médecins, on était souvent obligé de remédier à l'engorgement squirrheux des amygdales, occasioné par l'usage de la saignée : ainsi l'abus d'un remède fait quelquefois naître le besoin d'un autre.

Les maux de gorge sont le plus souvent des maladies salutaires. En contrariant la nature par des saignées ou des répercussifs, on expose les malades à des métastases ou à des squirrhes incurables, comme le prouve l'observation.

Ces accidens funestes et d'autres semblables proviennent de ce que le traitement des gens de l'art contrarie souvent la marche de la nature, en suspendant mal à propos ou en précipitant avec trop d'activité le développement du principe morbifique.

On peut être assuré que toutes les fois qu'une maladie ne suit pas cette marche dans la succession des phénomènes qui préparent la guérison, le malade n'est pas sans danger : cela s'observe surtout dans les fièvres pernicieuses, où la nature opprimée manque de forces pour passer d'un état à l'autre (1).

Les ignorans qui emploient des remèdes au hasard, donnent lieu souvent à des accidens fâcheux. Il nous est arrivé plus d'une fois d'être appelé trop tard pour remédier à de pareilles méprises. Ceux qui cherchent à étouffer les maladies dans leur principe, exposent souvent les malades aux plus grands dangers.

On lit dans le Recueil périodique de la Société de Medecine de Paris (août 1808 p. 35) l'observation faite sur un homme qui périt, dans vingt-

---

(1) Les crises qui sont arrêtées dans leur marche, annoncent, ou une tendance à la dissolution, ou bien le manque des forces suffisantes pour que la nature achève son ouvrage. C'est pourquoi il s'établit une mauvaise coction, et la maladie devient pernicieuse. — **Wœdere et Wagner**, Traité de la fièvre, p. 267.

quatre heures, d'une maladie violente : peu de temps avant, on lui avait procuré, par la saignée, la guérison subite d'une maladie bien moins grave.

7. Dans les maladies fébriles, périodiques, et autres, qui commencent par le froid, nous avons constamment observé que, lorsque les frissons, les tremblemens et autres phénomènes qui caractérisent l'*horror febrilis*, n'ont pas le degré d'intensité convenable, le chaud qui succède est plus pénible, souvent plus fâcheux pour les malades ; tandis que le contraire a lieu, quand le froid est bien prononcé.

Il en est de même de la seconde période de la maladie (*ardor febrilis*), dont les terminaisons sont dangereuses quand la nature manque de forces pour développer complètement l'action dépurative.

8. On peut conclure des observations qui précèdent, que la maladie est en quelque sorte une fonction de la nature, dans laquelle le travail ne se fait pas par une suite d'excitations uniformes, mais par des changemens qui constituent autant de maladies différentes ; maladies qu'on peut mettre, à juste titre, au rang des maladies curatives, puisque leur succession

constante et régulière conduit nécessairement à la destruction du principe morbifique.

Ainsi la nature joue le principal rôle dans la cure des maladies. En effet, que serait devenue l'espèce humaine dans son origine, lorsque l'art n'était point connu ? que deviendrait-elle dans les contrées où il est ignoré? que deviendrait-elle de nos jours, et dans plusieurs lieux, où les vrais médecins sont si rares, et les ignorans si accrédités ? que deviendrait-elle sans cette mère secourable ? Ah ! payons-lui ce tribut bien légitime, nous tous qui avons cherché à suivre ses traces : c'est la nature qui pourvoit à nos besoins, c'est elle seule aussi qui nous délivre de plusieurs maladies.

9. La seconde classe des maladies salutaires ou curatives d'autres maladies, est composée de maladies incurables.

Toutes les fois que la nature ne peut vaincre son ennemi, elle le cantonne sur quelque partie qui met les autres à l'abri du danger. Cet effet a lieu dans tous les cas où un mal porte en lui-même un principe destructeur, dont les effets restent suspendus par la nature des parties où il s'arrête. C'est ainsi qu'un individu atteint d'une disposition à la phthisie pulmonaire, s'en trouve préservé, s'il a des dartres, un mal aux yeux, ou d'autres incommodités semblables.

10. Cette classe de maladies dont les effets sont presque toujours salutaires, pourrait s'appeler la classe des *métamorphoses*, parce qu'elle n'est composée que de maladies dégénérées. Et ici l'on ne peut remarquer sans étonnement, combien un même mal peut prendre de formes différentes, et combien sont aussi différentes les causes des maladies qui semblent les mêmes au premier coup d'œil.

Dans son Traité des Dartres, chapitre 4, M. Poupart observe qu'il n'y a presque pas de maladies internes qui ne puissent produire des dartres, et qu'il est aussi peu de maladies internes que le vice dartreux ne puisse produire.

En effet, lorsque l'économie animale est infectée d'un levain particulier, ce levain éprouve des variétés relativement à la partie sur laquelle il se développe, relativement à l'âge, au sexe, au temps, aux époques, et aux causes particulières qui le mettent en action.

Parmi ces espèces de métamorphoses, les unes sont salutaires, et les autres nuisibles, suivant que le principe morbifique s'attache à des parties peu essentielles à notre existence, ou à des organes vitaux.

11. La troisième classe des maladies salutaires ou curatives d'autres maladies comprend celles qui exercent une influence plus ou moins active sur d'autres maladies préexistentes.

C'est ainsi qu'une maladie aiguë guérit quelquefois un mal chronique. Ces exemples sont très-communs., non-seulement chez les enfans qui essuient des maladies éruptives, mais encore chez les adultes, dont la santé languissante se trouve souvent rétablie après la révolution d'une maladie dépuratoire.

12. On a observé que les accès de fièvre mettaient fin à des maux chroniques invétérés : la même remarque a été faite au sujet de plusieurs autres maladies.

On a consigné dans l'ancien Journal de Médecine (tome 6. p. 148) l'observation d'une paralysie guérie par une fièvre putride ; nous avons vu s'opérer il y a quelques années une semblable cure naturelle ; et ces faits suffiraient seuls pour prouver qu'il y a réellement des maux curatifs d'autres maux aussi graves : Hippocrate en cite un très-grand nombre.

Stoll rapporte l'exemple d'un homme atteint

d'une maladie vénérienne si invétérée que le mercure ne faisait que pallier une exostose, des douleurs vagues et un ulcère rebelle. Cet homme eut une forte maladie qui dura quatorze jours; après quoi il jouit d'une santé ferme et robuste. Plût au ciel, dit cet auteur, que nous pussions exciter de pareilles maladies dans les maux anciens et rebelles !

Il dit avoir vu de pareils effets produits par une fièvre quelconque, quelle qu'en fut l'origine.

Nous pourrions ajouter ici un grand nombre de faits qui nous sont particuliers, et qui confirment le sentiment de cet auteur; nous nous bornerons aux deux suivans :

Un commis aux droits-réunis était atteint d'une vérole invétérée. Nous allions entreprendre sa guérison, lorsqu'il fut attaqué d'une fièvre aiguë qui dura neuf jours : dans ce court intervalle, tous les symptômes vénériens avaient disparu ; et la santé du malade fut bientôt entièrement rétablie.

Une jeune personne avait le sein rempli de glandes engorgées et dures : une maladie aiguë, qui dura quinze jours, la guérit radicalement de cette incommodité. Depuis elle s'est mariée, et a nourri ses enfans elle-même sans aucun accident fâcheux (1).

13. Ces maladies agissent d'ordinaire dans un sens inverse de celles qui existaient déja : c'est ainsi qu'une maladie inflammatoire détruit le germe des congestions froides et pituiteuses; qu'une douleur vive relève l'action des parties débilitées.

Il est à remarquer que la cause de la maladie, le principe morbifique constamment pernicieux dans les deux autres classes de maladies, entre ici quelquefois comme effet salutaire. Ainsi, quoique M. Voullonne, dans son savant Mémoire sur la médecine expectante et agissante, ait dit que ce principe est constamment funeste, per-

---

(1) Ces observations ne sont pas nouvelles : les fièvres, dit Sénèque, soulagent certaines maladies. Il ajoute que cette maladie, contre laquelle les efforts de l'art ont tant de fois échoué, est souvent avantageuse. On peut voir, à ce sujet, le savant Mémoire du professeur Dumas, de Montpellier, sur les avantages de la fièvre dans quelques maladies chroniques, ainsi que le Mémoire qui partagea avec le sien le prix de la Société royale de Médecine de Paris, en 1788.

nicieux, qu'on ne peut en concevoir aucune idée favorable, ni s'en promettre jamais aucun avantage, il est néanmoins vrai de dire que dans certaines occasions il peut être utile à quelque chose; car, dès lors qu'une maladie peut être guérie par une autre maladie, la cause qui provoque cette dernière devient essentiellement salutaire (1).

14. Les maladies de cette dernière classe sont celles qui méritent à plus juste titre la qualification de maladies salutaires ou curatives d'autres maladies.

Dans la première classe, c'est un mal qui guérit un autre mal, par les révolutions successives qui s'opèrent dans la maladie principale. Dans la seconde, c'est encore un seul principe mor-

---

(1) Le sieur Morette, perruquier, était depuis long-temps dans un état valétudinaire, lorsqu'il fut atteint d'une maladie qui présenta les caractères les plus alarmans, le délire, l'assoupissement, et des engorgemens dans les cuisses : cette maladie dura trente-cinq jours. Il avait alors soixante et onze ans. Depuis, ce vieillard jouit d'une santé parfaite; et quoiqu'il soit dans sa quatre-vingt-sixième année, on lui donnerait à peine soixante ans.

bifique, qui ne devient salutaire qu'en changeant de lieu ou de forme ; tandis que, dans la troisième, c'est vraiment une maladie qui guérit une autre maladie tout-à-fait différente.

15. Telle est l'idée générale que nous avons cru devoir présenter des maladies salutaires ou curatives d'autres maladies. Mais comme nous devons nous borner ici aux affections morbifiques non fébriles, il nous paraît indispensable d'expliquer en quoi elles consistent.

SECTION II.

Des affections nerveuses en général, considérées comme maladies salutaires ou curatives d'autres maladies.

16. Si le système vasculaire sanguin joue un des principaux rôles dans les maladies fébriles, le système du cerveau et des nerfs offre à son tour une trame à laquelle viennent s'ourdir la plupart des autres affections.

Pour avoir une idée des maladies nerveuses, il ne faut pas les considérer, ainsi que quelques auteurs, comme particulières à la matrice, à l'estomac, aux hypocondres ; mais comme susceptibles de siéger dans tous les centres nerveux et dans toutes les divisions des nerfs.

En un mot, il faut comprendre sous la qualification de maladies nerveuses toutes celles qui affectent le système cérébral et nerveux.

17. Pour juger combien il est utile de réunir dans une même théorie toutes les maladies des diverses parties du système nerveux, il n'y a qu'à examiner les rapports de ces diverses parties, leurs sympathies, leur communication et leur manière d'agir les unes sur les autres ; l'on verra que si la pensée commande le mouvement, si le sentiment fait naître la pensée, le mouvement peut aussi quelquefois réveiller la pensée ou le sentiment : de telle sorte qu'à raison de leur centre commun, ces diverses opérations offrent une unité d'action qui les rend dépendantes les unes des autres.

D'après ces considérations, basées sur l'anatomie, la physique et l'expérience, nous pensons qu'on doit mettre au rang des maladies nerveuses toutes celles qui affectent les facultés intellectuelles, le sentiment et le mouvement.

Il n'entre pas dans notre plan de présenter ici le détail de toutes ces maladies ; le point de vue unique sous lequel nous avons à les considérer, ne nous permet d'offrir que quelques idées générales sur cet objet important.

18. Les affections nerveuses ne sont pas des maladies dangereuses, lorsqu'elles ne sont pas accompagnées d'accidens étrangers; tous les médecins en conviennent. Hippocrate le pensait ainsi : car il dit que les convulsions, même de la matrice, sans fièvre, sont des maladies légères; que les femmes qui se plaignent de ces douleurs, et qui n'ont pas la fièvre, ne courent aucun danger de mourir, quoique la maladie puisse être longue.

Les gens du monde qui ont quelque expérience de ces sortes de maux en ont la même idée. Madame de Maintenon, qui a vieilli avec des incommodités de ce genre, écrivait à son frère (lettre 79) : « J'ai lu votre *triste lettre*, mais je connais trop bien les vapeurs pour m'en affliger : leur effet ordinaire est de faire envisager une mort prochaine ; mais cet effet est corrigé par la propriété qu'elles ont de la faire envisager long-temps. »

19. Il n'y a pas de médecin qui, dans la pratique de son art, n'ait rencontré de ces maladies extraordinaires provenant des nerfs;

les auteurs en fourmillent d'exemples : et ce qu'il y a de singulier dans ces maux, c'est que ceux qui en sont affligés s'habituent à des privations qui semblent devoir compromettre leur vie, et qui n'altèrent même pas leur embonpoint habituel.

Nous avons vu une demoiselle âgée de trente-cinq ans, atteinte d'une affection nerveuse, et qui ne prenait que quelques gouttes d'eau pendant des mois entiers, à cause d'une strangulation opiniâtre. Malgré cette abstinence, elle ne maigrissait pas : aujourd'hui qu'elle est guérie, son embonpoint est absolument le même.

Pour se faire une idée de ces maladies, il suffirait de lire une observation de M. Delpit, insérée dans le Journal de la Société de Médecine de Paris, du mois d'octobre 1808, page 129. On y voit une affection hystérique qui commence par une suppression d'urine, guérie par les syncopes ; viennent ensuite les convulsions, les affections de l'ame, de la sensibilité, etc. La manière dont tous ces phénomènes se succèdent est aussi curieuse qu'intéressante. Du reste on voit dans cette observation le jeu des facultés de l'ame, l'inutilité des remèdes, et le triomphe de la nature.

Notre raison est ici en défaut, pour expliquer de pareils phénomènes. Ridley croit que les maladies de nerfs ne sont pas dangereuses, parce que leurs causes sont particulières : mais cette raison est combattue par le plus grand nombre des auteurs qui ont écrit sur ces maladies, et qui assurent que tous les principes morbifiques qui affectent les autres parties peuvent aussi affecter les nerfs. Il est probable que si ces maladies ne sont pas dangereuses, c'est parce que l'organisation du système nerveux est plus forte que les causes qui les produisent.

21. De cela seul que les maladies de nerfs ne sont pas dangereuses, on peut conclure qu'en général elles sont salutaires. En effet, si ces maladies fixent un principe morbifique qui serait pernicieux sur d'autres parties, leur existence dans l'économie de notre organisation est un bien.

Nous connaissons plusieurs personnes qui doivent leur longue vie à la fixation de ce principe morbifique sur les nerfs ; en voici quelques exemples remarquables :

Madame de Saint-Laurent, parvenue aujourd'hui à l'âge de quatre-vingts ans, perdit une sœur unique atteinte de la phthisie pulmonaire. Elle était menacée elle-même de cette maladie, lorsqu'un mal aux dents lui survint : ce mal fut remplacé par la migraine, et ensuite par la goutte. Elle doit à ces trois incommodités une vie aussi longue qu'elle a été agréable, hors les accès de ses douleurs.

M. Gouzi avait une toux sèche, avec crachement de sang. Il maigrissait à vue d'œil, lorsqu'il fut atteint d'une migraine opiniâtre : depuis il n'a plus souffert de la poitrine.

Une demoiselle de *** était dans le même cas ; plusieurs attaques de nerfs l'ont complètement guérie.

Personne n'ignore que les accès de fièvre se dissipent souvent par une affection de l'ame, par le retour d'une ancienne douleur, ou par toute autre affection. On lit dans le Recueil périodique de la Société de Médecine de Paris (mars 1806, p. 26), l'observation d'une toux gutturale périodique, dans laquelle de légers symptômes nerveux terminèrent un accès, de manière que le suivant n'eut pas lieu.

Ni l'observateur ni le rapporteur de ce fait ne prennent nullement en considération ces symptômes comme curatifs. Nous fûmes d'autant plus frappé d'une telle omission, qu'au moment de la lecture de cet article nous venions d'être témoin d'une cure semblable. Nous avons vu la femme d'un boulanger et une demoiselle de douze ans qui ont été guéries subitement d'une toux périodique, par une affection nerveuse : nous sommes d'autant plus certain que ces cures ont été opérées par l'action des nerfs, que les malades n'avaient pris aucun remède qui eût pu produire un pareil effet.

L'affection nerveuse arrête quelquefois promptement le crachement de sang, les pertes utérines et plusieurs autres maladies.

Madame P..... avait une perte utérine : elle fut atteinte d'une affection nerveuse ; trois heures après elle fut complètement rétablie.

Une dame, à la suite de ses couches, fut si troublée en apprenant la mort d'une de ses amies, qu'elle en devint dangereusement malade. Au moment où on la crut le plus en danger, il lui survint un délire vaporeux qui dura quatre heures ; le sommeil succéda à cet état, et à son réveil elle se trouva en pleine santé.

Madame T..... languissait depuis long-temps dans un état valétudinaire, lorsqu'elle essuya une forte attaque de nerfs : ce fut alors que commença sa guérison.

Nous bornerons là nos observations sur un genre de cures promptes et vraiment extraordinaires, quoique les hommes de l'art ne les aient pas assez observées.

22. On ne sera pas surpris de ces effets salutaires, si l'on ne perd pas de vue ce principe fondé sur l'observation, que les nerfs, en se chargeant d'une cause de maladie, sauvent du danger les organes nécessaires à l'existence.

Nous avons remarqué que les attaques d'épilepsie préservent d'autres maux quelquefois plus graves, particulièrement de la phthisie pulmonaire : plusieurs personnes, après avoir été guéries de l'épilepsie, sont mortes poitrinaires ; on a vu souvent dans la même famille des individus sujets, les uns aux attaques d'épilepsie, et les autres à la pulmonie.

Un enfant avait des attaques d'épilepsie : à l'âge de douze ans, il fut menacé de la phthisie pulmonaire ; le mal aux dents l'en préserva. Alors il fut bien, et entra dans une maison d'éducation : deux ans après on le guérit de son mal aux dents par l'extraction ; presque aussitôt l'épilepsie reparut, et elle dure encore.

23. On lit dans le Recueil de la Société de Médecine de Paris (juin 1808, page 185),

l'observation faite sur une dame âgée de quarante ans, qui, après avoir été sujette à des attaques d'épilepsie, eut un cancer au sein qui la délivra de son premier mal : peu de temps après avoir été guérie du cancer par l'opération, elle périt subitement d'une attaque d'épilepsie.

L'auteur de cette observation paraît étonné d'un tel phénomène. Cependant rien n'est plus naturel; les attaques d'épilepsie la préservaient du cancer, et le cancer à son tour la guérit des attaques : c'était un même mal métamorphosé; en guérissant le dernier, le premier est revenu avec plus d'empire.

D'ailleurs l'auteur lui-même confirme cette opinion, en rapportant dans le journal de septembre suivant, page 49, l'observation faite sur une religieuse chez laquelle un cancer au sein alternait avec des attaques d'épilepsie.

24. Les affections nerveuses ont des effets relatifs aux causes qui les provoquent et aux parties qui en deviennent le siége; il en est un grand nombre qui se guérissent d'elles-mêmes, en suivant un ordre successif de changemens plus ou moins réguliers; il en est d'autres qui se perpétuent toute la vie, et qui

deviennent curatives ou préservatives d'autres maladies.

Les affections nerveuses qui se guérissent d'elles-mêmes sont produites par des causes passagères. En effet, il n'y a rien de plus commun, chez les femmes surtout, que ces attaques de nerfs, ces mouvemens vaporeux qu'elles éprouvent, à l'occasion des troubles, des surprises, des odeurs, d'une aversion, d'une affection de l'ame quelconque..... On les voit pâlir, tomber en défaillance, perdre la parole, etc. On voit aussi la lèvre inférieure trembler, les extrémités se roidir, les mâchoires se serrer d'une manière convulsive. Cet état de spasme cesse peu à peu, de manière qu'il ne reste d'autre trace de leur accident, qu'un état de faiblesse ou de fatigue.

25. Les affections nerveuses qui durent toute la vie sont occasionées par des causes incurables : telles sont celles dont nous avons déjà parlé au n° 21. Ces maladies ont des formes différentes, suivant les divers âges de la vie : dans les enfans, ce sont les coliques, la croûte laiteuse, les dentitions difficiles, les éruptions; dans l'âge de puberté, ce sont des attaques de nerfs, des fluxions, des maux de dents; après vingt-sept ans, la migraine, l'asthme,

la sciatique, des vapeurs hystériques, hypocon-
driaques ; après l'âge de soixante ans, c'est la
goutte avec toutes ses variétés.

Qu'on examine avec attention les individus
des familles mal saines ; et l'on trouvera dans
chacun quelque incommodité, quelque point
fixe d'irritation, qui depuis sa naissance se
propage jusqu'à sa mort. C'est ainsi que les
affections nerveuses deviennent la sauve-garde
de la vie.

Nous venons de dire que les affections nerveuses guérissent d'autres maladies ; et c'est un
fait constant basé sur les premiers principes et
sur l'observation éclairée. Une affection nerveuse
guérit subitement les accès de fièvre, comme
la fièvre guérit elle-même d'autres maladies (1).

---

(1) On lit dans l'Histoire de France, par Velly,
t. 19, p. 127, que le roi Louis XI, craignant la mort,
s'était emprisonné dans le château de Duplessis, où il
faisait toute espèce de vœux pour prolonger sa vie. —
On conserve encore une de ses lettres, adressée à Pierre
Cadouet, prieur de Notre-Dame de Salles : « Maître
Pierre, mon ami, lui mandait-il, je vous prie, tout
comme je puis, que vous priiez incessamment Dieu et
Notre-Dame de Salles pour moi, à ce qu'il leur plaise

On voit quelquefois les symptômes d'une forte maladie se dissiper comme par enchantement et par le seul effet d'une réaction nerveuse.

Si dans les maladies incurables les affections nerveuses se propagent toute la vie, il n'en est pas de même dans les maladies aiguës; car alors la réaction nerveuse, en dissipant la maladie principale, se dégage aussi de la cause qui la provoquait. Dans cette dernière circonstance, les affections nerveuses sont vraiment des maladies curatives d'autres maladies.

SECTION III.

Des passions et des affections de l'ame considérées comme maladies salutaires ou curatives d'autres maladies.

27. Les passions et les affections de l'ame

---

m'envoyer la fièvre quarte ; car j'ai une maladie (il avait des attaques d'épilepsie) dont les physiciens disent que je ne puis être guéri sans l'avoir : et quand je l'aurai, je vous le ferai savoir incontinent. » — Il paraît, d'après cette lettre, que les médecins du temps regardaient les accès de fièvre quarte comme une maladie curative d'autres maladies.

ont une si grande influence sur l'économie animale, que, par leur effet immédiat, l'action des organes peut tour à tour être excitée, suspendue ou intervertie.

Des faits sans nombre confirment cette vérité : il n'y a pas d'homme qui n'en éprouve les effets; et, pour peu qu'on y prête attention, chacun peut juger, d'après sa propre expérience, que le moral a la plus grande influence sur le physique; on peut même ajouter qu'il existe une prééminence marquée des affections morales sur les affections physiques (1).

---

(1) La prééminence des affections morales sur les douleurs physiques se manifeste surtout dans les combats, où l'on voit plusieurs militaires essuyer des blessures sans les sentir. M. Courtiel, de la commune de Laurabuc (Aude), dans le fort d'un combat, aux guerres de Prusse, fut blessé au doigt; il perdait du sang sans le sentir. Peu après, il vit son épée à quelques pas de lui; surpris de cette particularité, il allait pour la prendre, lorsqu'il s'aperçut qu'il n'avait pas de bras droit, qu'un boulet de canon lui avait emporté sans qu'il l'eût senti pareillement.

Les femmes qui viennent d'accoucher et la plupart des malades auxquels on a fait de grandes opérations chirurgicales, sont dans le même cas.

28. Les physiciens , les moralistes , nous offrent dans leurs ouvrages mille traits qui prouvent combien les maladies de l'esprit changent les dispositions du corps. Démocrite dit que si le corps citait l'ame en justice, il obtiendrait de grands dommages. Théophraste s'écrie que lorsque l'esprit est affecté de quelque passion , il n'y a pas de tourmens qu'il ne fasse souffrir au corps. Descartes assure que l'esprit est si dépendant du corps, que s'il est possible de trouver quelque moyen qui rende les hommes plus sages, plus heureux et plus habiles qu'ils ne le sont , c'est dans la médecine qu'il faut le chercher.

29. Il est certain que rien ne paraît plus intéressant dans l'étude de l'homme, que cette influence du moral sur le physique; mais peu de personnes y attachent l'importance qu'elle mérite.

Je cherche, dit Ciceron, d'où vient que l'homme étant composé d'une ame et d'un corps , on s'est appliqué, pour ce qui regarde la santé du corps, à inventer un art dont l'utilité a donné lieu de l'attribuer aux dieux immortels; et pour ce qui regarde les maux de l'ame, non-seulement on s'est moins mis en peine d'apprendre à les guérir, mais depuis que l'art en a été découvert, il n'a pas été si cultivé, et, loin d'avoir autant de partisans, il est suspect et même odieux à la plupart des hommes.

30. Ces remarques du père de l'éloquence romaine peuvent s'appliquer encore aux hommes de ce siècle ; car il en est peu qui voulussent écouter des conseils propres à guérir les maladies de leur esprit. Quant aux moralistes et aux physiciens, s'ils en parlent encore, c'est plus pour déclamer contre les désordres et les maux que les passions occasionent, que pour mettre à profit ce qu'elles ont de bon.

31. Il est certain que si les passions ont quelquefois de grands inconvéniens, elles ont aussi des résultats heureux : éviter les uns, mettre les autres à profit, c'est sans doute une étude assez utile à l'humanité, pour qu'elle réclame tous les soins d'un médecin philosophe.

32. On ne peut douter que les passions ne soient utiles à l'homme ; car sans elles, il resterait dans un état de stupeur aussi préjudiciable à l'individu qu'à l'ordre social ; tandis que par leur secours tout vit, tout s'anime, tout s'exécute : l'amour de soi-même fait que l'on pour-

voit à sa conservation ; l'amour d'autrui détermine les actions bienfaisantes.

Il y a des passions qui naissent de nos besoins ;
ce sont les plus légitimes : il en est d'autres qui sont
l'effet de nos opinions. Les premières tiennent
beaucoup de l'instinct, les autres sont le fruit
d'une imagination plus ou moins exaltée. L'enfant qui trésaille de joie à l'aspect de sa mère,
et qui se plaint quand son sein manque de
lait, nous indique tout à la fois l'utilité des
passions, et leur origine dans l'instinct.

Quand on considère les strictes besoins de
l'homme, combien il faut peu de choses pour
le rendre heureux, et que l'on voit l'activité
extraordinaire qu'excitent des besoins d'un
autre ordre, on juge facilement qu'il y a des
passions factices, que l'on ne connaîtrait pas
dans l'état de nature, mais qui forment souvent
le lien du système social.

33. Les passions et les affections, considérées
comme des maladies de l'ame, se portent un
secours mutuel qui contrebalance l'effet des unes
par l'excitation des autres.

Pénétrons-nous de cette vérité, que nul n'est
jamais si parfaitement heureux qu'il n'ait quelque sujet de trouble ou d'inquiétude, et que nul

aussi n'est malheureux à un tel point, qu'il n'existe pour lui une compensation quelconque de ses peines.

Le grand Bacon, chancelier d'Angleterre, avouait qu'il était plus heureux dans l'adversité, que lorsque la fortune le comblait de ses faveurs. « Dans l'adversité, dit-il, j'ai l'espérance d'un bien à venir, tandis que, dans la faveur, la crainte de la perdre empoisonne ma vie. »

Une passion ne se soutient que parce qu'elle réunit en elle-même tous les contrastes ; le désespoir du joueur qui perd, se guérit par la joie du gain qu'il fait le lendemain : c'est ainsi que l'esprit de l'homme, livré à une passion dominante, agité tour à tour par des effets contraires, ne peut plus s'habituer à cet état de calme qui semble faire le bonheur des autres.

Cette observation nous explique aussi pourquoi les passions les plus orageuses, celles dans lesquelles la peine et le plaisir se balancent, sont précisément celles qui vieillissent avec nous ; tandis que des passions d'un autre genre, s'éteignent en quelque sorte dans la jouissance qui en est le seul aliment.

34. Les passions ont une influence marquée sur toutes les fonctions de la vie. A l'aspect des mets

délicats, ou à leur odeur, le gourmand, l'homme affamé, sentent naître l'eau à la bouche. Les tableaux voluptueux, la vue des femmes, réveillent des organes indifférens; la présence d'une personne désirée exalte les sens, l'enthousiasme les élève encore davantage, la colère les transporte.

Changez la nature de ces objets, et vous éprouverez des effets exactement contraires. La mauvaise odeur dégoûte. L'aspect des saletés, de la vieillesse, des difformités, éteint tout désir de volupté. A la vue d'une personne haïe le corps tout entier frémit, se tourmente (1). Dans l'abattement de l'esprit, tous les organes semblent s'affaiblir; la crainte et la peur particulièrement concentrent toutes les fonctions vitales.

55. Toutes les passions, dit Vauvenargue, roulent sur le plaisir et la douleur. Locke dit que c'en est l'essence et la force. Gallien en réduit tous les effets à deux mouvemens univer-

____

(1) Je sens, me disait un magistrat, à l'aspect de telle personne, un mal-aise, qui me fait trembler les doigts des pieds.

sels dans le corps humain : les premiers qui se font de la circonférence au centre , par les passions de la peine ou de la douleur ; et les seconds , qui vont du centre à la circonférence , par la joie et les autres passions qui transportent l'ame par le plaisir.

36. Le sentiment et la volonté sont les deux sources des passions et des affections de l'ame. Ces passions et ces affections doivent donc offrir toutes les nuances dont la volonté et le sentiment sont eux-mêmes susceptibles : tour à tour agréables et pénibles , simples ou composées , passagères ou durables , violentes ou tranquilles , on dirait que leur succession compose toute notre existence.

Sans nous arrêter à fixer toutes ces nuances , examinons quel est l'effet général des passions , d'après la division bien simple de Gallien ; et cet examen nous indiquera le secours que l'homme de l'art peut en tirer , lors même que tous les autres moyens curatifs lui échappent.

37. Dans les passions expansives du dedans au dehors , il se développe dans les centres nerveux un mouvement , une action qui vient dominer toutes les sensations de l'individu qui en est atteint : le cœur bat avec force , le pouls

est élevé, agité; le visage se colore, toute la surface du corps est animée; les muscles se prêtent à tous les mouvemens sans efforts, sans fatigue; il y a quelquefois spasme, tremblement; la respiration est inégale et précipitée, la voix est vive, éclatante, et varie suivant l'espèce des passions; toutes les fonctions de la vie semblent suspendues, pour ne s'occuper que d'un seul objet; souvent même elles éprouvent un désordre qui peut devenir funeste.

38. Dans les passions concentrives la peau pâlit, se resserre, se crispe au point de faire redresser les poils en roidissant leur bulbe; des frissons, des frémissemens se font sentir dans les chairs; le visage se décolore, les extrémités pâlissent, tandis que tout est spasme en dehors; les sphincters se lâchent, les urines sortent quelquefois involontairement, et on sent le besoin d'aller à la garde-robe; le cœur, suffoqué par l'abondance de sang, ne bat plus, mais tremousse; le pouls est concentré, vibrant; les muscles deviennent impuissans ou sont agités de mouvemens irréguliers; la respiration est gênée, entrecoupée de soupirs, de sanglots; toutes les fonctions sont suspendues, la raison se perd, et l'imagination n'est plus qu'un véri-

table délire, tànt sont exagérées et fantastiques les idées qu'elle nous présente.

39. Tel est à peu près l'effet général que produisent les diverses passions sur notre organisation physique : mais il est impossible de fixer avec précision et avec exactitude les nuances que présente chacune d'elles en particulier, considérée isolément.

Combien de particularités, combien d'effets qui échappent à un observateur inhabile, non pas seulement dans des passions différentes, mais dans une seule affection de l'ame ! Quand on étudie la vie des hommes doués d'une extrême sensibilité, on est tout étonné des sentimens tour à tour vifs ou profonds qu'ils éprouvent : mais comme peu de personnes ont une organisation assez parfaite pour sentir tous ces effets divers, on néglige d'étudier les causes qui les produisent.

Il semble d'abord que l'étude des passions peut se faire sur soi-même; mais on ne peut être ici, à la fois, et l'observateur, et l'objet de l'observation, parce que le moment de l'émotion n'est pas propre à la réflexion, et que la réflexion elle-même vient détruire cette émotion, dont on voulait étudier les effets et la cause.

40. Les passions de l'ame, et les affections

considérées comme maladies dans l'ordre moral, peuvent servir de remède au moral et au physique, par cela seul qu'il y a variété et contraste dans leurs résultats ; les unes servent aussi à guérir les autres, puisqu'elles déterminent des révolutions de toute espèce dans l'économie animale, et que ce qui est nuisible en soi-même peut devenir utile, par les effets salutaires qu'on en obtient dans certaines circonstances.

D'ailleurs, les passions et les affections de l'ame ressemblent, sous plusieurs rapports, aux autres maladies. Il en est qui se guérissent spontanément, en suivant un cours réglé d'actions et de mouvemens. Il en est d'incurables, et pour lesquelles la nature offre des contre-poids salutaires. Il en est enfin d'un troisième ordre qui sont curatives d'autres maladies, morales ou physiques.

41. La première espèce s'observe dans le plus grand nombre d'événemens passagers de la vie: ce sont des troubles, des émotions, des surprises, des colères, et autres mouvemens de cette espèce qui révoltent ou qui flattent l'esprit de diverses manières.

Qu'on suive les premiers mouvemens; qu'on les accompagne des précautions indiquées par le sentiment qui les inspire; et dans peu l'esprit reprendra son assiète ordinaire. La colère a son début, ses progrès, son éclat et sa fin : arrêtez-en le cours, vous la rendrez plus fâcheuse.

« On incorpore la colère en la cachant, dit Montaigne. Je conseille, dit-il, qu'on donne plutôt une buffe à la joue de son valet, que d'en géhener la fantaisie.... J'aimerais mieux produire mes passions, que de les couver à mes dépens ; elles s'alanguissent en s'éventant et en s'exprimant : il vaut mieux que leur pointe agisse en dehors, que de la plier contre nous. Toutes les passions qui parviennent à leur but se guérissent d'elles-mêmes. »

La contrainte que l'on observe dans les sociétés policées, donne un grand empire aux passions, et en fait souvent la cause de maladies graves.

L'abbé de Fleury, dans son ouvrage sur les mœurs des Israélites, page 82, dit que les Israélites et tous les anciens étaient plus naturels que nous, et se contraignaient moins sur les démonstrations extérieures des passions. Ils chantaient et dansaient dans la joie ; dans la tristesse ils pleuraient et gémissaient sans contrainte. Quand ils avaient peur, ils l'avouaient franchement ; quand ils étaient en colère, ils se disaient des injures.

5.

Homère et les anciens poëtes tragiques nous présentent presque toujours les effets naturels des passions. Voyez, dans l'Iliade, Achille s'abandonner à la douleur, en apprenant la mort de Patrocle, et pleurer de dépit lorsqu'on lui enlève Briséis. Voyez, dans Sophocle, les expressions de douleur, qui échappent à Œdipe et à Philoctète. La philosophie, et plus encore la mode, réprouvent ces démonstrations extérieures; mais les effets des passions n'en sont devenus que plus funestes, lorsqu'on a appris à les concentrer.

42. Il y a des maladies incurables, de l'esprit, comme du corps; et, pour les unes comme pour les autres, la nature organise une manière d'être qui sauve souvent la vie du danger. Il y a aussi des maladies de l'esprit héréditaires : les Sabines furent toujours fières, inflexibles ; les Catons toujours sévères; les Guises, audacieux, téméraires et factieux.

Dans quelques tempéramens (tels que les bilieux), les passions vives semblent être un effet de l'organisation; tandis que dans d'autres elles se forment souvent par des habitudes. Pour chaque passion, il se crée peu à peu en nous une espèce de constitution particulière qui se lie à l'ordre général; de sorte que, quoique la vie en souffre, elle n'est pas cependant compromise.

Ainsi qu'au physique on observe des points fixes d'irritation qui détournent le principe morbifique, de même au moral il se forme des manies qui empêchent souvent l'exaspération des organes vitaux.

43. Le même rapport existe dans la succession des affections de l'ame et des maladies; et, comme par une suite de l'ordre établi dans les fonctions de l'intelligence, une pensée en chasse une autre, de même dans l'état pathologique une affection est souvent remplacée par une affection nouvelle : qu'on fasse une insulte à un homme qui est dans la joie, la colère la dissipe; inspirez-lui une forte crainte, la peur remplacera la colère (1).

---

(1) Un homme entre dans un cabaret, tenant un panier rempli de couleuvres vivantes : on lui demande ce qu'il porte ; il fait une réponse insolente. Les questionneurs, qui étaient dans la joie, se mettent en fureur, et allaient frapper l'étranger, lorsque celui-ci ouvre son panier. A l'aspect des reptiles qui sillonnent le plancher, tout le monde fuit, et la terreur remplace aussitôt la colère.

44. On pourrait donner des exemples nombreux de passions qui guérissent d'autres passions et même des maux physiques.

La femme d'un nommé Langevin, charpen-
tier de la commune de Ricaud, eut le malheur
de perdre un enfant âgé de cinq ans; sa raison
en fut aliénée. Quinze ans après, son mari parvenu à lui faire entendre que si son fils eût vécu,
elle n'aurait pu l'empêcher de partir pour l'armée, elle se consola et guérit de sa folie. Cette
femme et son mari sont pleins de vie, et racon-
tent eux-mêmes leur histoire.

La joie dissipe la tristesse, comme la peine
détruit le contentement. Quel que soit l'événement, heureux ou malheureux, qui arrive à
l'homme doué d'une passion dominante, cet
événement s'efface de son souvenir dès que la
passion reprend son empire. Nous avons connu
des joueurs de profession, qui oubliaient leurs
plus grandes infortunes, aussitôt qu'ils pouvaient manier des cartes.

Les passions ordinaires de la vie se servent
de contre-poison, par le passage des unes aux
autres : obtenez de l'homme le plus passionné
une attention sérieuse vers quelque objet qui l'intéresse, et bientôt il aura oublié le sujet de sa

passion. Plus on a de passions, et moins on en souffre; moins on en a, et plus elles tyrannisent.

45. Quant aux effets des passions sur les maladies du corps, on a observé qu'une douce joie, une satisfaction intérieure, l'arrivée d'une personne chérie, le retour dans ses foyers, étaient des moyens qui guérissaient plus de malades, que toutes les drogues de la pharmacie. Plusieurs ont trouvé leur guérison dans la lecture d'ouvrages agréables, ou dans la conversation de leurs amis.

Il en est même qui se sont délivrés de fortes maladies par quelque grande affection. Un de mes collègues voyait un malade atteint d'une fluxion de poitrine : le sixième jour, au moment où il était le plus en danger, on vint lui annoncer la mort de son fils unique; sa maladie s'arrêta sur-le-champ, et n'a plus reparu.

Un jeune homme éprouva une pareille surprise dans le dernier période d'une maladie catarrhale; son mal cessa, comme par un moyen surnaturel; et le soir même il soupa à table avec sa famille.

On trouve dans les auteurs mille exemples qui attestent la guérison des accès de fièvre et d'autres maladies , par l'effet des passions et des affections de l'ame.

Vanhelmont rapporte avoir vu guérir plusieurs hydrophobes , par l'effroi et la surprise qu'on leur faisait éprouver en les plongeant dans l'eau froide.

Dans le second voyage que fit Vasco de Gama dans les Indes, son vaisseau toucha la terre : il y avait à son bord plusieurs malades, qui éprouvèrent une telle frayeur, qu'ils furent tous guéris de la fièvre.

Un homme de loi, chargé d'humeurs , était retenu dans son lit par une maladie humorale très-intense : on avait épuisé toutes les ressources de l'art pour le guérir , lorsque le hasard voulût qu'on vînt lui annoncer une fâcheuse nouvelle ; dès le lendemain il reprit le train de ses affaires.

On lit dans l'Histoire générale des Voyages, par Laharpe (tom. 18 , p. 619), qu'un Groenlandois , tourmenté par une douleur de goutte au pied , en fut guéri par un remède pris au hasard dans la pharmacie.

Le moindre changement de remède ou de régime , dit M. Crantz , est capable de guérir un Groenlandois malade. Un morceau de pain

noir , un plat de gruau d'avoine , quand ils en
ont une forte envie , vaut une médecine pour
l's sauvages , sur qui les sensations nouvelles
ont d'autant plus d'activité , qu'elles sont moins
partagées et combattues.

La femme d'un tourneur avait eu six fausses
couches : elle annonçait les symptômes d'une
septième , lorsqu'il entra tout à coup chez elle
une foule de militaires qui lui causèrent une
grande frayeur ; aussitôt les symptômes alarmans disparurent , et sa grossesse eut le plus
heureux résultat. Il est à remarquer que ce fut
pour la première fois que cette femme porta un
enfant à terme.

La joie, provoquée à propos , produit surtout
les plus heureux effets. En voici plusieurs exemples.

Un goutteux ayant appris qu'il venait d'être
nommé à une place honorable, fut guéri aussitôt.

Un vieillard sexagénaire qui désirait ardem-
ment d'avoir des enfans , ayant appris que sa
femme lui avait donné un fils , fut guéri sur-
le-champ de la fièvre.

Un vicaire de paroisse était malade depuis
plusieurs années, et croupissait dans son lit, lorsqu'un de ses amis vint le visiter, pour lui dire,

qu'on l'avait nommé chanoine. La joie de le voir, et l'agréable nouvelle qu'il en reçut, firent cesser la fièvre, et lui donnèrent assez de force pour accompagner son ami chez lui.

Alphonse, roi de Naples, se guérit d'une fièvre lente, en lisant Quinte-Curce, qu'il aimait avec passion. Cette lecture a produit le même effet sur plusieurs grands capitaines.

Une dame était tombée dans la langueur et la fièvre lente, à la suite de ses couches : un de ses neveux, qu'elle aimait beaucoup, arrive ; la joie de le voir la guérit aussitôt.

On a observé dans les armées, que, lorsque la paix est annoncée, la plupart des malades qui sont dans les hôpitaux quittent leur lit, et que plusieurs sont guéris sans traitement.

La colère, considérée d'après ses influences sur le physique, est tantôt un bien, tantôt un mal : c'est un bien, quand elle affecte ceux qui sont engourdis par le repos, qui ont des douleurs stagnantes, des engorgemens séreux, lymphatiques, une faiblesse dans les organes ; c'est un des plus puissans toniques qu'on puisse employer, un moyen presque toujours utile, contre les passions tristes et relâchantes.

Dans les convalescences pénibles, où la fibre

cède à l'impulsion des fluides qui la surchargent, la colère produit souvent les meilleurs effets. J'entendis un jour du bruit dans la chambre d'un de mes malades qui était au lit, tout bouffi, depuis deux mois ; c'était le malade lui-même qui se livrait aux plus grands emportemens. Jusque-là j'avais désespéré de sa vie ; j'assurai alors sa guérison, qui ne tarda pas à devenir parfaite, et que je ne pus attribuer qu'à cette cause. J'ai vu tant de cures s'opérer de cette manière, que, bien loin de calmer ces espèces de fureurs, je les excite dans de pareilles occasions, et toujours avec succès.

46. Les passions débilitantes déterminent une action plus ou moins vive, qui concentre et abat les forces. Telles sont la peur et la tristesse.

La peur est un mouvement de l'ame qui s'ébranle à la vue d'un péril vrai ou imaginaire. Elle diffère de la crainte, en ce que cette dernière est excitée par un danger à venir. On dit du lâche, qu'il a peur ; et de l'homme soupçonneux, que son existence est empoisonnée par la crainte.

La peur peut être utilement employée pour combattre les passions toniques portées à l'excès ; elle est utile aussi dans les maladies qui

qui pêchent par un excès de forces et de tension.

On allait faire l'opération de la hernie à une femme : la peur fit cesser l'étranglement ; les parties furent réduites facilement par le taxis. Une autre femme avait une hernie de matrice, qui reprit sa place par la frayeur qu'elle eut d'une souris qui monta sous ses jupes.

Un conscrit était au lit, bien malade : on l'avertit que des gendarmes venaient pour le prendre ; il se lève, saute dehors par la fenêtre, et court les champs, sans se souvenir de sa maladie.

Un goutteux avait ses pieds couverts d'un cataplasme de navets ; un cochon s'approche : la peur d'être dévoré donne des jambes au goutteux ; il fuit et ne ressent aucune douleur.

Le marquis de Marignan fut guéri aussi de la goutte par la peur qu'il eut d'un boulet de canon, dont il faillit être atteint.

Tout le monde connaît l'histoire des enfans d'un hôpital qui furent guéris de l'épilepsie, par la menace qu'on leur fit de leur appliquer un fer chaud.

D'après ces faits, il est constant que la peur est une passion utile dans quelques circonstances , et qu'elle peut être mise au rang des maladies curatives d'autres maladies.

Quant à la manière de la provoquer, les moyens en sont si multipliés qu'il est inutile de les indiquer ; et ces moyens sont d'autant plus assurés , que l'imagination d'un malade se prête facilement aux diverses impressions qu'on veut lui donner.

La peur est nuisible dans tous les cas d'affections débilitantes. Les auteurs sont remplis de faits qui prouvent que la peur occasione souvent les plus grands désordres dans l'économie animale. Stalpart-Vanderwiel rapporte qu'une jardinière fut si fort effrayée des voleurs qui entrèrent chez elle , qu'elle en eut les pariétaux écartés.

Dans les éphémerides d'Allemagne, on trouve plusieurs exemples de personnes qui sont devenues muettes, apoplectiques, paralytiques, par l'effet de la peur. Il n'y a pas de désordre que cette passion ne puisse produire , lorsqu'elle est excitée mal à propos et à un certain degré.

Concluons, des observations qui précèdent , que les passions et les affections de l'ame peuvent être employées comme moyens curatifs contre plusieurs maladies ; mais que quelquefois aussi elles produisent des commotions funestés au moral comme au physique : de sorte que, si l'art les appelle souvent à son secours, et en obtient des résultats heureux , elles deviennent des moyens dangereux dans des mains inhabiles.

SECTION IV.

Des affections de la sensibilité physique , comme maladies salutaires, ou curatives d'autres maladies.

47. Si l'ame a ses peines et ses plaisirs , le corps a aussi ses jouissances et ses douleurs. Quoique les unes et les autres de ces sensations partent d'un centre commun, il y a néanmoins cette différence, des unes aux autres, que les premières sont souvent factices, imaginaires , tandis que les secondes n'ont d'ordinaire que trop de réalité. Malgré cette différence, les affections de l'ame ont toujours la prépondérance, parce que la pensée est la faculté dominante de l'homme, celle qui le distingue de tous les êtres organisés.

Un jeune homme très nerveux , doué d'une extrême sensibilité, devint fou. Pendant ses accès de folie, il courait sans souliers ; ses pieds étaient déchirés et sanglans , sans qu'il y fît la moindre attention ; il marchait toujours d'un pas ferme et précipité, comme s'il y eût été habitué toute sa vie : sans la folie il n'eût pu supporter un état aussi pénible.

Un mal de l'esprit peut exister, sans que le corps souffre; tandis que l'esprit se ressent toujours des douleurs du corps.

48. Les plaisirs et les douleurs physiques viennent des mêmes organes, et sont souvent produits par les mêmes causes : ce sont deux sensations qui se tiennent de près, et qui manquent rarement de se succéder l'une à l'autre; de manière que plus on est disposé aux sensations agréables, et plus les douleurs sont vives. Il y a même des circonstances où la douleur et le plaisir sont confondus à tel point, qu'il serait difficile de dire quelle est, des deux sensations, celle qui domine.

49. Si nous suivons la marche de la nature, dans les affections douloureuses, elle nous offrira des sensations pénibles qui ont de si grands rapports avec certaines fonctions de la vie, qu'on peut dire qu'elles sont nécessaires; telles sont celles qui accompagnent la dentition, l'accouchement, et celles qui annoncent nos besoins.

La douleur est alors un stimulant qui réveille

l'attention de l'homme, et le force à s'occuper de lui. Sans la douleur qui excite la vessie à se vider, ses parois éclateraient ; mais, pressé par cet aiguillon, l'homme, même dans l'état d'engourdissement qu'occasione le sommeil, est obligé de s'éveiller, pour satisfaire ce besoin. Ainsi, soit que la nature demande ce qui lui est nécessaire, soit qu'elle cherche à rejeter le superflu, si on la contrarie, si on n'est pas soigneux de lui obéir, elle nous en avertit, en quelque sorte, par la douleur (1).

5o. On peut considérer la sensibilité, distribuée dans toutes les parties du corps par le moyen des nerfs, comme une sentinelle surveillante

---

(1) Rien n'est plus dangereux dans les maladies, que l'absence de la douleur. Les tumeurs indolentes s'éternisent ; les hydropisies, tant générales que particulières, ainsi que les œdematies, finissent le plus souvent par la mort. Il en est de même dans les maladies pernicieuses. L'assoupissement, la stupeur, l'insensibilité, l'air hébété des malades, sont presque toujours des symptômes alarmans. Quand la faculté surveillante de l'individu se laisse attaquer sans entrer en réaction, on peut presque toujours affirmer qu'il y a danger pour le malade.

pour la régie de toute l'économie animale.
En effet, au moindre aiguillon , au plus léger
dérangement, elle porte l'alarme et dirige l'attention vers le mal qui la trouble ; et la pensée
vient à son secours, ainsi que l'action motrice
qui lui est subordonnée.

Cependant, quoique les nerfs aient une origine
commune, chaque partie reçoit son filet nerveux
séparé et distinct des autres ; ce qui , joint à
la manière d'être de chaque organe, constitue
une sensation particulière , distincte et bien
séparée des autres. Il est facile de s'apercevoir
que l'odorat, la vue, l'ouïe, le goût, le toucher,
ont des sensations bien différentes ; celles du
tact tout seul ne sont pas moins distinctes, selon
les parties du corps qui les reçoivent.

51. Le système nerveux, à cause de son
unité d'action , souffre rarement dans toutes
ses parties ; c'est toujours un point qui attire
l'attention de tous les autres. Outre les centres
nerveux qui se forment dans le cerveau, le
cervelet, la moelle allongée, la moelle de l'épine,
le plexus, il s'en forme encore , par habitude
et par maladie, qui prennent quelquefois un
empire absolu sur les autres ; telles sont les
douleurs locales sans fièvre, dont la vivacité

et la longueur inquiètent tant ceux qui en sont affligés. Ces maladies, désignées par les auteurs sous le nom de gouttes sèches, et auxquelles Fernel a donné des noms particuliers, attaquent un grand nombre de parties différentes; telles que le col, les mâchoires, les coudes, les genoux, les reins, les pieds, les mains, etc. Il a été reconnu, de tous les temps, que ces douleurs n'étaient pas dangereuses ; mais ce à quoi on n'a pas fait assez d'attention, c'est qu'elles viennent à la suite de maladies plus graves, dont elles sont la terminaison heureuse: nous pourrions citer mille exemples qui confirment cette opinion.

52. A l'égard de ces maladies de la sensibilité affectée, nous devons reproduire l'observation que nous avons déjà faite sur les maladies en général et sur les affections de l'ame (voyez les numéros 8 et 41). Il en est qui se guérissent d'elles-mêmes, en suivant une marche réglée et des changemens successifs qui deviennent curatifs les uns des autres. Il en est d'une seconde espèce, qui sont produites par des causes incurables, et qui en sauvant d'un danger imminent, perpétuent néanmoins en nous des sensations pénibles. Enfin, il en est d'une

troisième espèce qui sont vraiment curatives d'autres maladies.

53. Dans la première classe on peut ranger l'otalgie, l'odontalgie, l'ophtalmie sèche, la sciatique, et quelques autres maladies de cette espèce qui sont produites par une cause passagère. Dans tous les cas, si on laisse agir la nature, une douleur vive se dissipera dans peu ; la douleur moins intense durera plus long-temps, mais elle se dissipera à la fin.

Dès que les douleurs ont un temps limité, il faut qu'elles aient une vertu curative de leur cause : mais pour produire cet effet, il faut qu'elles parcourent plusieurs degrés différens. Ces douleurs sont ordinairement précédées d'un malaise général, avec trouble de fonctions ; le mal débute ensuite par des douleurs qui s'accroissent d'heure en heure, jusqu'au point de devenir insupportables. Les malades s'agitent, s'inquiètent, cherchent des positions pour distraire le mal, etc. Il y a alors sécheresse de peau, constriction générale, chaleur mordante ; à cet état succède la moiteur, l'enflure, la détente, qui ramènent le calme et la santé. Dérangez cette marche naturelle, arrêtez ces effets, la douleur se prolonge ou se renouvelle.

4.

54. Nous avons observé qu'il existait des individus malsains, atteints de maladies héréditaires, de vices cachés ou inconnus, que la nature et l'art ne pouvaient guérir ; nous avons observé aussi, que ceux qui survivaient à ces cachexies, avaient toujours quelque partie faible ou éprouvaient quelque mal local.

La douleur sèche entre dans la catégorie de ces infirmités, et elle forme un des chaînons les plus marquans de cette grande chaîne. La plupart de ceux qui sont atteints de ces maladies, ont eu la croûte laiteuse dans leur enfance, puis la dentition difficile, suivie de maux de dents. Leur poitrine a été affectée vers la vingtième année. L'étisie, l'hypocondrie, le clou hystérique, et finalement la goutte, ont formé ensuite pour eux une série presque non interrompue de douleurs insupportables. Il n'est pas rare que ces maux se fixent sur une partie ; mais il est assez ordinaire qu'il survienne des changemens relatifs aux agens et aux parties affectées.

La douleur sèche est aussi quelquefois la suite de maladies graves, ataxiques, débilitantes, dont elle forme une crise heureuse. Nous soignons un malade, qui après avoir échappé au danger

d'une fièvre soporeuse tierce, souffre habituelle-
ment d'une douleur à l'épaule. Nous en avons
vu plusieurs autres guérir de maladies chroniques, de fièvres lentes, par une douleur
sèche aux yeux, aux oreilles, aux dents et
autres parties sensibles.

Il est incontestable que ces espèces de douleurs sont un des plus puissans moyens que
la nature emploie pour relever l'action tonique
des solides. Cet effet s'opère, non-seulement
sur la partie souffrante, mais encore sur toutes
les parties du corps, par l'action de la douleur
sur le cerveau, et par la réaction qui a lieu
de là sur toutes les autres parties. Zimmermann,
d'après Boerhave, rapporte les heureux effets
des douleurs dans les maladies défaillantes,
et les paralysies ; ce qui prouve que ces deux
grands hommes n'ignoraient pas l'effet salutaire
que nous attribuons à la douleur (Traité de
l'expérience, tome 3, page 246).

55. Rien ne prouve plus l'efficacité des
douleurs, de la nature de celles dont nous
venons de parler, que les changemens heureux
qu'elles procurent dans l'état de l'individu qui
en est atteint, et les inconvéniens qui résultent
de leur cessation.

Tissot, remarque très - judicieusement que ceux qui sont sujets à la migraine, ne parviennent souvent à s'en délivrer, que pour éprouver les maux les plus fâcheux ; les raisons qu'il en donne dans le tome 9, page 137 de ses œuvres, et les observations dont il les appuie, ne permettent pas de douter de l'exactitude de cette assertion.

Tout le monde sait que ceux qui sont sujets à la migraine, n'en sont tourmentés que par intervalles : il en est de même des autres douleurs, quand elles sont occasionées par des causes incurables.

56. Hunter a dit que deux actions morbides ne s'établissaient point en même temps. M. Alphonse Le Roi, dans une lettre que nous rapporterons plus loin, a modifié cette idée, en observant que la nature produisait rarement deux maladies à la fois. Mais l'un et l'autre sont combattus par tous les auteurs, qui ont reconnu l'existence des maladies composées et compliquées.

Cette confusion de maladies, dit Grimaud, d'après Gallien, est un accident grave, accompagné souvent de plus grands dangers, à cause de la difficulté que trouve la nature, à diriger à la fois plusieurs maladies sans les confondre, et les troubler les unes par les autres.

L'exemple de la vaccine, qui marche de concert avec la petite vérole, et celui de la gale qui se développe avec les symptômes des maux vénériens, justifient assez l'action simultanée de plusieurs principes morbifiques.

Lorsque Hippocrate a avancé qu'une douleur en fait disparaître une autre, il a dit une grande vérité; vérité qui peut être démontrée, et que chacun concevra facilement, s'il remonte à l'origine commune des sensations et au centre unique du système nerveux.

L'homme ne peut avoir deux pensées à la fois, ni deux douleurs, ni deux mouvemens opposés. Une forte pensée exclut même le mouvement et le sentiment, comme une forte douleur domine les deux autres facultés. Dans les attaques d'épilepsie on ne pense ni on ne sent. L'homme de génie entraîné par ces inspirations qui produisent les chefs-d'œuvre, semble commander aux besoins de l'humanité, et à la douleur qui les annonce.

Le centre unique de toutes nos sensations avait déterminé le célèbre Descartes à penser que la douleur et le sentiment étaient dans l'ame, non dans les organes et dans les sens.

57. S'il est certain qu'on peut, à la fois, être atteint de deux maladies, et que cependant leurs effets ne se développent que successivement ; il doit être certain aussi, qu'une douleur guérit une autre douleur, comme une pensée chasse une autre pensée, comme une passion guérit une autre passion. Ce qui ne s'observe pas des maladies des autres systèmes, parce qu'ils n'ont pas un centre de réunion aussi fixe que celui du système nerveux.

Outre que la douleur guérit une autre douleur, il arrive aussi quelquefois que cette douleur produit des effets qui influent sur les autres maladies, parce qu'elle concentre leur foyer sur des parties propres à les résoudre, d'une manière complète.

58. En présentant la douleur comme moyen salutaire, nous n'entendons pas dire qu'elle soit toujours sans inconvéniens : elle en a sans doute de très-facheux, puisqu'elle tourmente l'homme, et lui enlève toutes ses jouissances (1);

____

(1) Montaigne, après avoir dit que la douleur est

ainsi par ce seul inconvénient, elle se rend peu recommandable.

Ses effets sur le physique, bien loin de lui être avantageux, lui portent aussi quelquefois un grand préjudice sans utilité ; c'est ainsi que dans les maladies graveleuses, la pierre, le cancer, certains maux de dents, et autres affections de ce genre, la douleur devient infiniment plus fâcheuse qu'utile. Mais nous passons sous silence tous ces genres de maux, n'ayant à nous occuper que de ceux auxquels nous reconnaissons quelques effets avantageux.

SECTION V.

Affections des forces motrices, considérées comme maladies salutaires ou curatives d'autres maladies.

59. Il règne un préjugé si défavorable sur

---

le pire de tous les maux, puisqu'on craint la mort, la pauvreté, à cause d'elle, en relève ensuite les avantages, en disant que sans elle il n'y aurait ni force d'ame, ni vertu, et que c'est à son mépris que l'on doit les actions les plus éclatantes. (Chap. 40, liv. 1ᵉʳ.)

les affections des forces motrices, que quoique souvent elles aient un effet salutaire, on
les considère néanmoins presque toujours
comme des maladies, sinon dangereuses, du
moins très-fâcheuses.

Il est des cas, sans doute, où cette faculté s'exaspère ou tombe en débilité, de manière à produire des accidens funestes ; mais hors ces excès,
on n'a souvent que de bons résultats à en
attendre.

60. On peut le dire avec assurance, ces
maladies ne sont point dangereuses par elles-
mêmes ; et ce qui le prouve, c'est que l'épilepsie
qui est si effrayante par ses effets, ne devient
mortelle, qu'autant qu'il se mêle quelque complication à ses convulsions.

Mais ce qui inspire un si grand effroi de
ces maladies, c'est qu'elles accompagnent
souvent les derniers momens de la vie, et
que leur effet est d'agiter le corps, et de donner
à la figure les traits les plus hideux.

Que l'on considère pourtant que, dans le
premier cas, les muscles ne se contractent que
pour résister aux dernières attaques de la
mort ; et que dans le second, les convulsions
se font sans douleur, et sans laisser aucune

altération dans les traits ; et l'on sera convaincu que, même sous leur aspect le plus hideux, ces maladies n'ont rien de dangereux par elles-mêmes.

61. Les forces motrices jouent un rôle relatif aux besoins de la nature dans les passions, ainsi que dans la plupart des maladies ; mais si dans l'individu qui en est atteint, il existe une désorganisation particulière , un excès d'irritabilité , des obstacles insurmontables , ce n'est pas l'action qui nuit, qui tue, mais bien les dispositions morbifiques préexistentes.

Par exemple , lorsque le corps est plein , gorgé par des stases sanguines ou humorales qui oppriment la vie (tel est l'état qui précède certaines apoplexies), ou lorsqu'une débilité produite par l'épuisement, anéantit les forces vitales , ce n'est pas aux convulsions qui surviennent d'ordinaire, qu'il faut attribuer la mort, mais bien à l'état fâcheux dans lequel se trouvait le malade.

62. On ne peut contester que l'exaltation des forces ne soit utile dans la colère, pour repousser les objets qui nous menacent, et dans la peur, pour fuir les dangers , comme

elle l'est dans l'indigestion , pour expulser ce qui surcharge l'estomac. La toux est nécessaire pour rejeter les mucosités. Enfin, l'éternuement a son utilité, ainsi que le hoquet.

En général, il n'y a pas de doute que tous les efforts qui sont provoqués, pour le besoin des fonctions, ne soient d'une utilité journalière, ainsi que ceux qui tendent à nous délivrer des objets qui nous gênent.

63. D'après ce qu'Hippocrate rapporte des convulsions (dans ses Coaques, livre premier, sentences 162 et 163), il paraît que ce grand homme avait bien saisi la marche de la nature dans ces maladies. « La convulsion dans les fièvres, dit-il, si elle finit le même jour, est bonne ; les convulsions qui viennent dans la fièvre, l'arrêtent le jour même, le lendemain ou le troisième jour : si elles reprennent encore à la même heure à laquelle elles venaient, et que la fièvre ne finisse pas, c'est mauvais. »

Quoique cet auteur ait dit ailleurs, qu'il vaut mieux que la fièvre vienne sur les convulsions, que les convulsions sur la fièvre, il n'en a pas moins raison dans les deux cas ; et l'observation confirme l'une et l'autre de ses opinions, puisqu'on voit souvent que la fièvre guérit les convulsions, et que les convulsions guérissent à leur tour les maladies fébriles (1).

64. Il n'y a rien de si intéressant et de si instructif pour l'observateur vraiment philo-

------

(1) Parmi les observateurs qui ont bien saisi le caractère avantageux des convulsions, on peut citer le docteur Poilroux, d'Aix. On trouve dans le Journal de Médecine de Paris, 1807, page 107, l'observation faite par ce Médecin, d'une angine trachéale, dans laquelle il dit que si le malade ne succomba pas à trois suffocations, c'est que les convulsions ayant déplacé le foyer morbifique, le spasme du larynx cessa, et que les vésicatoires aux jambes opérèrent une révolution salutaire.

Plus loin, cet auteur dit qu'il croit que les convulsions étaient un effet de la nature, pour expulser les mucosités de la trachée : à la vérité, ajoute-t-il, les mouvemens convulsifs qui se répétèrent les onzième et douzième jour, sembleraient indiquer une autre cause.

Dans l'Histoire de France, par Velly, tom. 4, p. 308, on trouve le détail d'une maladie violente, dont fut atteint Louis IX, roi de France : ce fut une chose frappante, que des convulsions affreuses qui survinrent : on le crut mort, tant il était froid, lorsqu'on lui entendit prononcer ces mots : « La lumière de l'orient s'est répandue du ciel sur moi, par la grâce du Seigneur, et m'a appelé d'entre les morts. » Après cet accident, il guérit et il se trouva plus fort qu'il n'était avant de tomber malade..

sophe, que l'étude de ces réactions diverses
que la nature emploie pour combattre les
diverses causes des maladies ; tantôt elle se sert
de la réaction fébrile ; d'autres fois elle s'en
tient à la réaction nerveuse vitale ; quelquefois
elle les combine ou les oppose les unes aux autres,
ainsi que nous venons de l'observer, au sujet
de la fièvre et des convulsions.

65. Dans le contre-poids des forces, on
s'aperçoit que la réaction fébrile ne peut être
confondue avec la réaction nerveuse, soit
parce qu'elle se manifeste dans des organes
particuliers, soit parce qu'elle est soumise à des
lois différentes. La première, toute matérielle,
semble n'agir que par la force des mouvemens :
aussi est-elle plus constante dans l'ordre successif
de ses changemens. La seconde, au contraire,
est plus active, plus légère et moins réglée dans
ses actions.

66. Ce qu'Hippocrate a dit des convulsions,
nous l'avons observé relativement à la syncope
nerveuse, avec cette différence, que les convulsions sont plus ordinaires aux enfans, aux
personnes faibles, et la syncope à ceux qui
sont forts et robustes.

Au mois de juin 1808, nous avons eu trois

malades atteints de la fièvre catarrale maligne pourprée, qui ont dû leur guérison à cette réaction nerveuse.

L'un était un homme fort et robuste, âgé de quarante ans, chez lequel la maladie débuta avec des symptômes très-graves ; le septième jour de la maladie, il eut une syncope des plus alarmantes ; le lendemain un semblable accident se renouvela : depuis il fut hors de danger.

L'autre malade était une femme très-robuste, grosse de quatre mois. Sa maladie était des plus intenses, et elle fut menacée plusieurs fois de faire une fausse couche : cependant le dix-septième jour de sa maladie, elle tomba en syncope, au commencement de son redoublement qui fut moindre que les autres ; le vingt et unième jour, le même accident se renouvela : alors la fièvre s'affaiblit à un tel point, qu'il n'y eut plus de craintes sur son état.

Le troisième malade était aussi une femme bien constituée : grosse de deux mois, elle eut le on-zième jour de sa maladie une syncope, qui repa-rut le lendemain et le surlendemain à la même heure ; alors il se fit un changement dans sa maladie, qui de continue devint tierce, avec des intervalles de bien-être. Comme cette femme n'avait pas de grands moyens pour se soigner, elle eut un peu plus de peine à se rétablir ; aujourd'hui elle se porte très-bien, ainsi que les deux autres malades.

J'ai vu depuis, une jeune personne de dix ans, qui, le vingt et unième jour d'une maladie fébrile des plus graves, eût une syncope ; dès ce moment elle eut son regard naturel, sa tête libre, demanda à manger et dormit chaque soir.

Une dame âgée de quatre-vingt-quatre ans avait une fluxion catarreuse avec fièvre et points au côté, depuis plus de quarante jours, lorsqu'elle eût une syncope. On l'administra, parce qu'on la croyait fort mal ; mais cette faiblesse lui fut avantageuse, car depuis elle n'a plus eu de fièvre, et a repris le sommeil ainsi que l'appétit.

67. La syncope est un accident fort ordinaire de la saignée : mais cet effet que l'on attribue à la perte du sang, vient plutôt de la crainte des malades ; car il arrive souvent que cet accident a lieu, sans qu'il soit encore sorti du sang. On voit même des personnes s'évanouir à la seule vue de l'appareil ; ce qui prouve

que c'est à la peur, et non au vide des vaisseaux sanguins, qu'on doit attribuer la syncope.

Cette particularité nous a donné l'idée d'observer les changemens qui ont lieu dans les maladies, après les saignées accompagnées de syncopes ; changemens, souvent avantageux que l'on attribue à la saignée, mais que les syncopes produisent presque toujours.

Ces accidens changent quelquefois le caractère de la maladie, au lieu que la saignée ne peut qu'en modérer le cours.

Un régent de collége fut saigné dans le fort d'une fluxion de poitrine ; il tomba en syncope, et dès le lendemain il fut délivré de la fièvre : cet effet n'est pas ordinaire à la saignée (1).

––––––––––

(1) Zimmerman (de l'Expérience, tom. 2, p. 87) dit avoir vu les convulsions les plus effrayantes dans une inflammation de la gorge, chez un homme replet et plein d'humeurs. On n'avait vu aucun signe précurseur de ce symptôme, qu'on ne put attribuer qu'à la vue du chirurgien venu pour le saigner : la saignée ne s'en fit pas moins ; les convulsions revinrent, il est vrai, pendant qu'on le saignait, mais en trois jours le malade fut guéri.

Le même auteur ajoute (page 91) avoir vu souvent de grandes faiblesses et même des convulsions, après une

68. Nous avons observé que la syncope était d'une grande utilité dans tous les cas où il y a tension, spasme, convulsion, étranglement, constriction des parties, ou exaltation des forces excitée par les vives passions de l'ame ; le relâchement qu'elle détermine, fait que les conduits se rouvrent, et que les fibres motrices se relâchent : la détente ramène ensuite le calme.

Le moment de la syncope est très-favorable pour réduire une hernie, pour terminer certains accouchemens, pour introduire la sonde dans la vessie, pour arrêter une hémorragie.

M. Sauvages a vu une jeune personne sujette à des coliques très-vives, qui en fut délivrée pour toujours par une défaillance.

69. La syncope a pour contre-poids les convulsions, comme les convulsions ont pour contre-poids la syncope ; et rien n'est plus

---

simple saignée : les faiblesses cessent dès que le malade est remis dans une situation horizontale.

J'ai vu des femmes si abattues par des maux hystériques, qu'elles ne pouvaient faire trois pas dans leur chambre sans s'évanouir, et même sans tomber en convulsion. J'en ai vu d'autres tomber en syncope, au milieu d'une conversation, et cependant se bien porter.

ordinaire, que de voir une attaque de mouvemens irréguliers se terminer par la syncope,
et de voir aussi les malades revenir de la
syncope par les convulsions : ce sont deux
contrastes que la nature emploie pour les guérir
l'un par l'autre.

70. Parmi les maladies de la faculté motrice,
il en est qui se guérissent d'elles-mêmes, d'autres
qui préservent de maladies plus graves; il en
est enfin qui sont curatives d'autres maladies.

Les maladies convulsives, qui sont provoquées
par des causes légères et passagères, se guérissent
d'elles-mêmes, en suivant un cours plus ou
moins réglé. Ces maladies ne sont pas longues,
et se terminent souvent par une seule attaque;
d'autres fois il y en a plusieurs qui se succèdent.

On redoute peu les convulsions qui surviennent à l'époque des maladies éruptives :
celles qui se manifestent dans les enfans, à
l'occasion des glaires, des conjections mu-
queuses, n'ont besoin d'aucun remède. Les
convulsions qui surviennent aux femmes avant
l'accouchement, leur sont quelquefois utiles,
d'après le témoignage d'Hippocrate; alors elles
se guérissent d'elles-mêmes, sans porter atteinte
ni à l'enfant ni à la mère.

5.

71. Lorsqu'il existe un vice dans les humeurs, ou quelque autre maladie incurable, si cette cause se fixe sur une des parties de la force motrice, il en résulte des maladies incurables qui garantissent d'autres maladies.

Nous connaissons un vieillard qui fut guéri de la folie par des tremblemens de membres qu'il a conservés depuis. Il y a des attaques de nerfs qui préservent de l'émophtisie, et qui semblent être périodiques. L'épilepsie, comme nous l'avons déjà dit, préserve quelquefois de la phthisie pulmonaire, même du cancer.

En général, si on considère tous les mouvemens irréguliers chez ceux qui y sont sujets, on trouvera que ce sont des personnes qui ont été menacées d'autres maladies plus graves.

72. Il n'y a pas de doute, comme nous l'avons déjà fait observer, que les maladies des forces motrices ne soient vraiment quelquefois curatives d'autres maladies, puisque la convulsion arrête la fièvre, le jour même ou le lendemain; que les convulsions guérissent aussi la syncope, même l'asphixie.

On lit, dans l'ancien Journal de Médecine (tome 26, page 34), que les premiers signes d'existence que donnèrent trois asphixiés, furent des convulsions. Ils revinrent tous les trois à la vie.

Si on prend en considération les remarques que nous avons faites sur les actions et réactions fébriles et nerveuses, les actions et réactions convulsives et syncopales, on verra que la nature trouve dans ces contre-balancemens des moyens très-énergiques pour guérir les maladies.

SECTION VI.

Des points fixes d'irritation, ou des maladies locales, considérées comme maladies salu- taires ou curatives d'autres maladies.

73. Il y a deux espèces de maladies locales : les premières sont produites par des causes externes, ou entretenues par un vice local ; les secondes sont produites ou entretenues par des causes internes. C'est de celles de cette dernière espèce que nous allons nous occuper, puisque les premières ne peuvent avoir aucune influence sur les principes morbifiques qui se développent dans les autres organes.

74. Un point fixe d'irritation n'est autre chose qu'une maladie le plus souvent dégénérée et concentrée sur une partie du corps : ces maladies sont extrêmement variées et multipliées ; car, comme chaque cause a sa manière d'agir, et que chaque partie a sa manière d'être affectée, il s'ensuit que les causes étant infinies, et les parties du corps innombrables, ces maux n'ont pas de caractère bien déterminé.

75. Chaque système organique et chaque partie de ce système ayant ses maux particuliers, chaque fluide ayant aussi sa manière d'être dépravé, il serait utile peut-être de passer tous ces maux en revue, pour savoir s'il en est de salutaires.

Mais cet objet exige trop de développemens, pour être traité dans cet ouvrage : nous nous bornerons donc à des observations générales, dans lesquelles nous tâcherons d'embrasser autant de parties qu'il conviendra, pour ariver à des conséquences certaines.

76. Nous passerons sous silence toutes les maladies locales fâcheuses ; telles sont celles qui ont leur siége sur les organes essentiels à la vie, sur les viscères et autres parties internes. Il ne sera question ici que de celles

qui tendent au bien-être du malade, ou à prolonger son existence : telles sont les douleurs sèches, certaines fluxions, tumeurs, dépôts, ulcères, fistules, dartres, gales, boutons, clous, érésipeles, effervescences, rougeurs, suintemens des oreilles, croûtes laiteuses, mal aux yeux, aux oreilles, aux dents, les émorrhoïdes, les varices, les écoulemens de sang, des larmes, de la salive, de la morve, les sueurs tant générales que particulières, l'expectoration, les vomissemens, cours de ventre, dits bénéfices de nature, le flux d'urines, l'écoulement gonorrhéique bénin, les loupes, les verrues, le ficus, le stéatôme, les mélicéris, la goutte, et une infinité d'autres qu'il serait difficile d'indiquer, à cause de leur singularité et des variétés que la nature nous donne tous les jours occasion d'observer.

77. La plupart des maladies dont nous venons de parler sont presque toujours occasionées par quelques cachexies particulières. Il en est d'autres qui sont la fin ou la terminaison d'autres maladies.

Hippocrate nous en offre le tableau suivant, dans ses Épidémies (livre 2, section première, numéro 9). « Les dépôts qui se forment aux veines, aux nerfs, ou à la peau; de diverses manières, sont bons quand ils s'établissent au-dessous du siége du mal, comme les varices aux jambes ou aux parties inférieures, et les pesanteurs aux lombes, dans les maladies supérieures. Ils sont surtout avantageux dans le bas, et très-loin du ventre et du siége du mal principal, et quand il se fait aussi des écoulemens, comme celui du sang par le nez, ou celui du pus par les oreilles, des crachats par les poumons, de l'urine par la vessie, du pus enfin par une voie quelconque. Quelquefois la maladie ne se transforme pas; ainsi, elle se jette sur les dents, sur les yeux, sur le nez; elle excite des sueurs; il se forme sous la peau de petites tumeurs qui dégénèrent en pustules; il y vient des exhantèmes, de petits abcès, etc. : on voit aussi des chutes des cheveux, des dartres, des gales. Ce sont autant d'effets du transport de la matière morbifique, qui se jette en abondance, non à demi, sur quelque endroit praticulier. Il y a encore bien d'autres événemens analogues. Il faut du reste qu'ils ne soient pas insuffisans pour l'évacuation du mal, comme il arriva à la nièce de Temenée, chez laquelle le mal se jeta sur un doigt : il reflua en dedans, ne pouvant contenir dans un lieu si étroit, et la malade mourut. »

78. Malgré le nombre des maladies fixées sur diverses parties du corps, désignées dans ce paragraphe, l'auteur nous avertit qu'il y a bien d'autres événemens analogues. En effet, comme nous l'avons dit plus haut, la nature se joue de tant de manières sur cet objet, comme sur beaucoup d'autres, qu'il serait impossible d'assigner d'une manière précise tous les phénomènes qu'elle nous présente.

Parmi les faits singuliers que nous avons observés, nous citerons le suivant :

Une dame porte, à la base de son pouce de la main gauche, une verrue qui a joué un grand rôle dans son existence. Cette verrue parut à la fin d'une maladie qu'elle eut dans sa jeunesse : depuis, quand elle se porte bien, la verrue est flétrie, indolente ; si elle est malade, elle s'irrite et donne du sang à l'époque des menstrues. On eut l'imprudence de la guérir de cette légère incommodité ; il en résulta une forte maladie, qui ne prit fin que lorsque la verrue parut de nouveau. Cette dame est dans sa quatre-vingtième année, sa santé est des meilleures, sa verrue continue à s'irriter de temps en temps, et donne même du sang aux époques où les mois paraissaient autrefois.

79. Si on voulait appliquer l'observation faite sur cette verrue à toutes les autres maladies locales dont nous avons parlé, ou à d'autres pareilles qui peuvent survenir, on se ferait une idée générale de ces maladies.

Il faut les admettre toutes sans nulle exclusion ; et c'est ce que plusieurs ne font pas. On convient généralement du principe, qu'il y a des égouts salutaires qui préservent d'autres maladies ; mais est-il question de soigner quelqu'un d'une dartre, d'une fistule, d'un mal aux yeux ou autres de cette espèce, la plupart des gens de l'art y dirigent des vues curatives, sans songer à la direction nouvelle que pourra prendre le principe morbifique ainsi déplacé.

Que les empiriques, que les charlatans, qui n'ont nulle idée, ni de la généalogie des maladies, ni des suites qu'entraîne souvent leur guérison, emploient des topiques pour les faire disparaître, on ne doit pas en être étonné ; mais que des hommes de l'art, malgré tout ce qu'il y a d'avertissemens dans les auteurs sur ce sujet important, disent à celui qui se plaint d'un mal aux yeux ou aux dents, « adressez-vous à l'oculiste, au dentiste », avant même d'avoir examiné le rapport que ces maladies ont avec le reste de l'organisation, c'est ce qu'on a de la peine à concevoir.

80. On peut admettre trois espèces de maladies salutaires locales. La première, presque toute composée de points inflammatoires, se guérit d'elle-même, en suivant un cours réglé dans la succession de ses changemens. La seconde est composée de maladies presque toujours incurables, et qui deviennent des maux salutaires. Enfin la troisième espèce est réellement curative d'autres maladies.

81. La première espèce des maux locaux qui se guérissent d'eux-mêmes, compose la famille très-nombreuse des phlogoses, des efflorescences, des boutons, des clous ou furoncles, des phlegmes, des érésipèles, et autres éruptions, soit plates, soit boutonnées. Ces maladies, communes dans le printemps, sont ordinairement le produit de quelque effervescence dans les humeurs, qui tendent à la dépuration. On voit quelquefois paraître sur la peau, des éruptions dartreuses, d'une manière subite, accompagnées d'un bien-être dans l'intérieur,

qui annonce leur salubrité. On peut mettre au rang de ces maladies certaines maladies locales épidémiques, telles que le mal aux yeux. Nous en avons eu un exemple au printemps de l'an 1808 : la plupart de ceux qui en furent atteints ne prirent presque aucune précaution, et néanmoins tous guérirent. Il en est de même des maux de gorge et autres.

82. Toutes ces maladies ont un temps de formation, de progrès et de fin. Le commencement est souvent précédé de malaise, ou de quelque dérangement dans les fonctions ; il paraît ensuite quelques points phlogosés, durcis, accompagnés de chaud, de démangeaisons ; puis la tumeur fait des progrès, et, relativement à sa nature, elle se prépare à la suppuration ou à la résolution.

Si l'on contrarie la marche de la nature, dans leurs effets ou dans leurs changemens successifs, on prolonge ces maladies, ou on les fait dégénérer en d'autres maux plus graves.

Nous avons déjà fait observer qu'en arrêtant les effets de l'inflammation dans les maux de gorge, on faisait dégénérer le mal en squirre. Il en est de même si on suspend les effets des autres maladies locales avec cette différence, que chaque partie ayant sa manière d'être affectée, ce qui se change en squirre sur les glandes, dégénère en d'autres maux relativement à d'autres parties du corps.

83. La seconde espèce de maladies locales est produite ordinairement par des causes incurables, et se borne à des effets salutaires (1).

---

(1) Toutes les maladies salutaires qu'il est dangereux de guérir, dont parlent les auteurs, sont comprises dans cette classe. Il est rapporté dans l'histoire, que Charles V, roi de France, eut une maladie si dangereuse que ses cheveux et ses ongles étaient tombés. L'empereur Charles IV, son oncle, lui envoya son médecin, qui passait pour le plus habile. Il sauva le prince, et le rendit à la santé en lui laissant une fistule au bras droit. Il lui prescrivit un régime analogue à son tempérament, en l'avertissant de ne jamais songer à fermer cette fistule. — « Sitôt, lui dit-il, que cette petite fistule laissera le « couler, et sèchera, vous mourrez sans point de re- « mède ; mais vous aurez quinze jours au plus pour « vous adviser et penser de l'ame ». Le roi, dit Froissard, porta cette fistule pendant vingt-deux années..... Lorsque le roi s'aperçut que la fistule séchait, il se prépara à la mort, qui arriva peu après. — (*Histoire de France*, par Velly, tom. 11, pag. 94 et 97).

Tout homme qui en naissant porte un germe destructeur de la vie, est sauvé, si ce mal se fixe sur une partie convenable. C'est ainsi que la croûte laiteuse et le suintement des oreilles produisent cet effet chez les enfans : à l'époque de la dentition, le mal se porte quelquefois sur les mâchoires où il reste fixé ; d'autres fois il se guérit là, pour se porter sur la peau, sur les muscles, sur les articulations, sur les nerfs, etc. Si l'on observe la généalogie de ces maux, on est convaincu qu'ils prennent leur naissance, ou dans un vice héréditaire, ou dans une maladie dégénérée. Qu'on ne se méprenne pas sur leurs changemens relatifs aux âges ou à la nature des parties que ce mal parcourt ; car partout il est toujours le même, quant à sa cause.

84. Un mal local, tel que celui que nous décrivons, outre qu'il guérit de la phthisie, de la manie et d'autres maux graves intérieurs, peut aussi devenir quelquefois préservatif d'autres maladies. Cela dépend de la manière d'être du point fixe d'irritation ; car il n'est pas de la nature de ces maladies, d'être toujours en permanence : on n'a pas toujours

mal aux yeux (1), aux dents ; la sciatique de ces maux vient par intervalles ; il y a un temps de repos et de souffrance.

Si pendant le repos une cause étrangère agit sur le corps, alors cette cause agit comme sur un autre individu ; mais si cette cause agit dans le temps de l'irritation, cette irritation préserve de l'effet général de la cause. Pour mieux expliquer ceci, rapportons l'observation suivante :

Deux filles étaient nées de parens poitrinaires.

---

(1) Le mal aux yeux a les plus grands rapports avec les fortes affections de l'ame ; car souvent, après un trouble, une peur, une forte colère, les yeux s'enflamment et se détruisent promptement. Nous avons observé aussi que les fortes affections portaient leurs effets sur les parties faibles, sur les points fixes d'irritation. D'après cette remarque, on peut sauver les organes de la vue, en rétablissant une ancienne maladie, qu'on provoque alors par des moyens actifs et des plus énergiques. Nous sommes parvenus à détourner le principe morbifique qui se portait sur les yeux, en provoquant le mal aux dents sur des personnes qui avaient quelque dent cariée, par le moyen d'une sonde, ou même par l'emploi des acides et de l'eau froide.

L'aînée eut à l'âge de dix ans un mal violent aux yeux ; c'était une affection chronique avec ulcération et taches sur la cornée. La cadette, à l'âge de sept ans, était l'image de la santé. L'aînée se maria à l'âge de dix-huit ans, et devint bientôt mère : alors le mal aux yeux se porta sur les dents. La cadette parvenue à l'âge de dix-sept ans avec un air de santé, contracta un rhume épidémique qui dégénéra en une phtisie pulmonaire, dont elle périt.

Tout le temps que l'aînée eut mal aux yeux, elle n'eut pas d'autre maladie, parce que ce genre d'affection laisse peu de repos. Depuis son mal aux dents, elle avait de longs intervalles de repos, repos qui fut prolongé par une plaie qu'elle se fit à la jambe, et qui dégénéra en ulcère : voilà, par conséquent, le mal dévié pour la troisième fois.

Cependant le mal de la jambe se guérit spontanément, la malade ne souffrait plus de rien. Étant alors exposée aux vapeurs des marais, elle eût des accès de fièvre tierce, accompagnés d'une toux sèche très-intense. C'était dans l'automne. On rouvrit l'ulcère de la jambe, sans succès ; on fit usage des amers, des pur-gatifs, sans amélioration : mais la nature dissipa tous ces maux, par l'apparition d'un mal aux dents, accompagné d'une forte fluxion. La malade se porta bien ensuite.

85. On voit, dans cette observation, l'heureux effet d'un point fixe d'irritation, et combien il faut se méfier d'une santé apparente, quand on porte un vice inné. On voit encore la différence qu'il y a d'un point fixe d'irritation qui conserve plus ou moins de permanence, avec celui qui laisse un long repos. On voit enfin les changemens qui s'opèrent par de nouvelles maladies artificielles, les accidens auxquels on est exposé dans des temps de repos, et les moyens que la nature prend pour dissiper des maladies passagères, en rétablissant un ancien mal local.

87. De toutes les maladies curatives des autres maladies, celle qui a le plus d'énergie par la vivacité des douleurs qu'elle occasione; celle qui offre le moins de dangers, par la nature des parties qu'elle affecte; celle qui provoque le plus grand dégorgement d'humeurs, par des salivations abondantes, des dépôts, des fluxions; celle qui a le plus d'affinité et de rapports avec d'autres maladies; celle enfin qui est la plus propre à devenir le point fixe d'irritation, c'est le mal aux dents.

Lorsque le mal aux dents se réveille, qu'il acquiert de la force, de l'intensité, tout autre mal cesse de se faire sentir : la goutte, la sciatique, le rhumatisme, la colique, et les autres affections douloureuses s'éteignent ; les humeurs ambulantes, celles qui étaient fixées sur la poitrine, la tête, le bas ventre, les yeux, le nez, les oreilles, prennent leur direction vers la mâchoire où elles s'ouvrent une issue. Le mal, placé à l'embouchure de toutes les cavités supérieures, lié avec tous les systèmes organiques, avec tous les genres de fluides, provoque souvent les plus grandes révolutions. Il est extrêmement utile dans les maladies aiguës, qu'il termine sans danger.

87. La troisième espèce des maladies locales, salutaires ou curatives d'autres maladies, est en général très-multipliée : telles sont celles qui viennent à la fin de la plupart des maladies aiguës, qu'elles terminent le plus souvent d'une manière heureuse. Nous mettrons au rang de ces maladies toutes celles dont parle Hippocrate, dans le paragraphe que nous avons rapporté au numéro 78.

88. Pour qu'une maladie locale, succédant à une autre maladie, opère une cure radicale

de la première, il faut que le transport de la matière se fasse en entier sur une partie convenable ; s'il n'est que partiel, ou s'il s'opère sur des lieux peu convenables pour le recevoir, le mal persistera.

89. Il en est des crises comme des convulsions dont parle Hippocrate ; si une première, une seconde, ou une troisième crise, n'enlève pas la maladie principale, les crises ne peuvent reparaître ensuite sans danger pour le malade.

90. Il y a des maladies locales qui semblent guérir d'autres maladies, par les heureux changemens qui surviennent à la suite ; mais ces cures ne sont jamais radicales, lorsque les causes sont innées : on ne peut compter sur cet effet que dans les maladies passagères.

91. On pourrait pousser si loin les observations sur les maladies locales, qu'une seule suffirait pour être l'objet d'un grand ouvrage. M. Poupart a fait sur les dartres un traité dans lequel on trouve d'excellentes vues ; mais il n'entre dans le plan de notre ouvrage, que de présenter quelques idées positives sur une matière que d'autres pourront approfondir après nous.

SECTION VII.

*De quelques maladies ou vices particuliers ,
qu'on dit être curatifs d'autres maladies.*

92. On trouve dans le journal intitulé *la Revue , N° 34*, l'extrait d'une lettre de M. Alphonse Le Roi, médecin de Paris, conçue en ces termes. — « Votre idée sur l'inoculation de quelques vices devrait être développée et suivie. En effet , il serait très-utile dans les circonstances d'une maladie toujours mortelle , de détourner la nature , d'une opération constamment destructive, pour la déterminer et la fixer vers une autre opération moins funeste, et dont les suites pourraient se guérir à la longue. Ne pourrait-on pas recourir à ce moyen salutaire , non-seulement dans les maladies des enfans, mais même dans certaines maladies terribles des adultes ; et, par l'inoculation de quelques virus , appeler, par exemple, dans la phthisie pulmonaire, vers la peau , les efforts de la nature , et faire ainsi un échange conservateur de la vie ; car l'application d'un virus peut en rendre l'économie propre à détruire un

autre virus funeste et plus dangereux. Depuis long-temps j'observe que la nature ne fait que bien rarement deux maladies à la fois : en sorte qu'on la forcerait à se détourner d'une opération dangereuse, en la dirigeant vers une autre qui le serait moins. »

93. La manière dont la vaccine préserve de la petite vérole, a pu faire croire à quelques médecins qu'il serait possible d'obtenir le même effet d'un autre virus sur des maladies d'un autre genre, ce qui serait sans doute fort avantageux ; mais l'effet de la vaccine, presque unique dans son genre, ne nous offre rien de positif qui puisse être admis pour d'autres vices.

94. La vaccine, insérée à propos et d'une manière convenable, a la propriété de préserver de la petite vérole, et de porter quelques changemens avantageux aux maladies existantes ; mais ce dernier effet n'a lieu quelquefois qu'en provoquant des points d'irritation, qui soulagent d'autant plus qu'ils sont actifs et très-suppurans.

95. Nous en dirons autant de la gale et des dartres : ces maladies ne produisent un bon effet sur les constitutions maladives, qu'en attirant en dehors les foyers morbifiques qui

menaçaient l'intérieur ; mais, en produisant cet effet, de telles maladies ne guérissent point les germes préexistans ; au contraire, elles les rendent plus composés.

96. Il a été observé (mais ces faits sont très rares) que des jeunes gens menacés de la phthisie pulmonaire en ont été préservés, en contractant une gonorrhée virulente. Ceci s'opère encore de la même manière : c'est une irritation qui attire les foyers morbifiques des autres parties. Une preuve que le virus vénérien, ainsi que le galeux et le dartreux, n'éteignent point le germe de la phthisie, c'est que la phthisie peut être occasionée par la répercussion de ces maladies, comme l'a très-bien fait observer M. Beaume, dans son excellent traité de la phthisie pulmonaire.

97. Lorsque, par l'effet d'une gonorrhée virulente, un individu a été préservé de la pulmonie, la première de ces maladies prend d'ordinaire un caractère plus grave : la gonorrhée n'est plus vérolique, mais d'une nature relative à la maladie préexistante.

98. Il est malheureusement trop certain que nous n'avons aucune connaissance positive qu'il existe un virus destructif d'un autre virus ;

et la manière dont la vaccine préserve de la petite vérole ne peut, comme nous venons de le faire observer, nous conduire à une découverte qui serait le plus beau triomphe de la nature et de l'art.

99. Concluons, de toutes les observations qui précèdent, qu'il y a des maladies contre lesquelles d'autres maladies sont véritablement un moyen curatif. Ces maladies, telles que la nature les produit, sont si multipliées, que personne n'en saurait fixer le nombre : l'observateur habile peut à chaque instant en découvrir de nouvelles, en fixant son attention sur les phénomènes que présente l'économie de notre organisation, soit dans les variations du même principe morbifique, soit dans l'action successive de plusieurs principes contraires. Bénissons cependant la bonté de la Providence, qui, d'un mal apparent, fait quelquefois un bien réel, et qui dissipe souvent, comme par magie, les maladies les plus graves, contre lesquelles tous les efforts de l'art auraient échoué.

FIN DE LA PREMIÈRE PARTIE.

SECONDE PARTIE.

PEUT-ON PROVOQUER LES MALADIES CURATIVES D'AUTRES MALADIES ?

DANS L'AFFIRMATIVE, COMMENT POURRAIT-ON LES DIRIGER, POUR ASSURER LEUR EFFET CURATIF, SANS COMPROMETTRE L'EXISTENCE DU MALADE ?

SECTION PREMIÈRE.

De la Provocation des Maladies en général.

1. Pour provoquer une maladie, et la diriger pour ainsi dire à volonté, il faudrait connaître deux choses qui sont au-dessus de toute intelligence humaine : savoir : la nature des principes morbifiques, et l'état momentané des dispositions individuelles.

Quant aux principes morbifiques, nul n'est

encore parvenu à nous en donner une connaissance positive ; et, malgré les progrès de la chimie moderne, on n'a pu découvrir la nature des virus vénériens, dartreux, scorbutiques, etc., encore moins découvrir le germe des maladies endémiques, épidémiques, le venin de la vipère, de la rage, et une infinité d'autres, simples, composés, mélangés, compliqués, ou dégénérés, de mille manières différentes (1).

---

(1) Les médecins français, chargés de faire un rapport sur la fièvre jaune d'Espagne, conviennent que cette maladie n'offre aucun signe qui dévoile la nature de son principe. C'est, disent-ils, un moyen mis en action par la Providence pour entretenir l'équilibre de l'espèce humaine.

Les médecins du bureau de santé établi à Londres pour la peste, disent, dans leur rapport, que l'incertitude dans laquelle ils sont relativement à la nature du virus de la peste, et autres semblables, répand nécessairement une grande obscurité sur l'efficacité des remèdes (J. de Méd., août 1811, p. 441).

Dans le Dictionnaire des Sciences médicales, article *Classification*, rédigé par M. Pinel, cet habile médecin prouve, par un semblable aveu, et ses talens et sa modestie.

« J'ai aperçu de bonne heure, dit M. Pelletan, dans

2. Si d'un côté les principes morbifiques nous sont inconnus, les dispositions de l'état individuel du sujet que nous voulons observer, mettent également notre science en défaut. Le corps humain offre une machine si compliquée, composée de tant de ressorts, abreuvée de tant de fluides divers ; il y a dans le système de notre organisation des jeux si secrets, des fonctions si cachées, que, malgré les dissections

---

la préface de sa Clinique chirurgicale, que le terme de la science s'éloigne en proportion des efforts que l'on fait pour l'atteindre, et que, surtout en médecine, il faut se résoudre à mourir ignorant. »

Rien n'est en effet mieux démontré que la profonde ignorance où l'on est, sur la nature intime des maladies ; mais, tandis que les vrais philosophes, les vrais savans, avouent leur insuffisance, on voit une foule de docteurs à prétention, qui ne doutent de rien, et veulent tout expliquer.

On peut appliquer à ces derniers ce que dit Pascal, au chapitre 25 de ses Pensées : « Ce qui m'étonne le plus, est de voir que tout le monde n'est pas étonné de sa faiblesse..... On se trouve déçu à toute heure, et, par une plaisante humilité, on croit que c'est sa faute, et non pas celle de l'art, qu'on se vante toujours d'avoir ».

des anatomistes, les recherches des physiolo-
gistes et l'analyse des chimistes, on n'a que
des idées vagues, des aperçus incomplets, où
la vérité nous échappe, à mesure que nous
croyons la saisir.

En supposant que l'essence des principes morbifiques et l'organisation intérieure de l'homme
nous fussent connues, il resterait encore
à dévoiler les variétés que l'une et l'autre
peuvent éprouver, les combinaisons qu'il
faudrait faire dans leurs rapports respectifs.
Les influences qui résulteraient de ces combinaisons, tant sur l'organisation générale que sur
les systèmes particuliers, seraient encore l'objet
d'études immenses ou plutôt de recherches
décourageantes, puisqu'elles tendraient à nous
faire reconnaître l'insuffisance de nos moyens.

3. Si un principe morbifique agissait toujours
de la même manière, ou si les réactions vitales
se faisaient toujours de même, on pourrait se
dispenser de connaître, et l'essence des principes,
et la nature parfaite de l'organisation : mais
rien de tout cela n'a lieu ; il y a autant de
variétés d'une part que de l'autre. Ainsi, dans
l'ignorance des principes morbifiques, l'analyse
n'est presque d'aucune utilité, à cause de la variété

des dispositions individuelles ; et l'analogie ne peut donner que des approximations très peu satisfaisantes.

La médecine serait véritablement l'art de guérir, si l'on pouvait provoquer une maladie et la diriger à volonté ; car on pourrait alors la diminuer et l'éteindre. Mais qui peut se flatter de prendre cet empire sur la nature? Personne sans doute, puisque les maladies les plus légères en apparence deviennent quelquefois mortelles, malgré les soins des plus célèbres médecins ; tandis que les plus graves ont aussi quelquefois des terminaisons heureuses, quoique abandonnées à elles-mêmes.

M. Le Nan, intendant de Montpellier, mourut des suites d'une légère écorchure au petit doigt, quoique soignée par les hommes de l'art les plus instruits.

Et quel est le praticien à qui il n'est point arrivé de voir se guérir des malades qu'il avait abandonnés, les croyant sans ressource ?

Si le médecin le plus instruit ne peut maîtriser la nature, ce n'est pas sa faute; c'est plutôt la faute de l'art qui ne lui en fournit pas les moyens : ou, pour mieux dire, tout cela vient

(93)

des bornes que la nature a mises à l'organisation de nos facultés intellectuelles (1).

4. Disons-le donc, d'après notre conviction bien intime : si tout est inconstant, incertain, tant dans l'ordre physique que dans l'ordre moral ; si l'esprit de l'homme a des bornes qui ne lui permettent pas d'aller au-delà de ce que ses sens et sa raison lui font entrevoir ; si ses sens ne voient que la superficie des choses, et souvent d'une manière très-fausse ; enfin, si sa raison ne lui présente, d'après leur rapport, que des idées également fausses, il s'ensuit qu'il ne sera jamais au pouvoir de l'art de provoquer des maladies telles que la nature nous les offre, et encore moins de les diriger, pour ainsi dire, à volonté.

Tout s'est réduit a des *à peu près* pour ceux qui nous ont précédés ; et rien ne nous porte

---

(1) Un professeur de Montpellier demandait à un de ses candidats, ce qu'il y avait de certain en médecine. Celui-ci, embarrassé, disait qu'il y avait peu de choses certaines. Dites rien, absolument rien, lui dit le professeur.

à croire que la nature découvre ses mystères pour ceux qui nous suivront.

5. Cependant il faut convenir que si les objets vus de trop loin ou de trop près nous jettent dans l'erreur, ceux qui se présentent dans leur vrai jour, peuvent souvent nous faire découvrir la vérité. « Il faut en tout, dit « Cicéron, savoir jusqu'où l'on doit aller. « *In omnibus rebus videndum est quatenus.* »

Quoique leurs résultats ne soient pas toujours bien rassurans, consultons l'observation et l'expérience; telles sont les règles que le fameux Bacon a tracées pour l'étude des sciences. « L'observation des faits, dit-il, mais une « observation juste et raisonnable, qui n'entre « pas dans l'immense détail de tous les individus, « des différences et des variations minutieuses, « est la clef des sciences. C'est un moyen plus « sûr et plus commode pour connaître ce que « nous savons mal et ce que nous ne savons « pas, que ne pourraient l'être tous les systèmes « qui naissent, se detruisent, varient et chancel- « lent, au gré d'une imagination désordonnée. »

6. Il est certain que cette méthode introduite par Bacon dans l'étude des sciences, leur

a été d'une grande utilité, surtout depuis que Locke et Condillac ont ajouté à sa perfection (1).

C'est par l'analyse et l'observation que l'esprit de l'homme, naturellement libre et indépendant, a appris à régler sa marche : elles l'ont averti qu'il fallait s'en tenir aux vérités de fait, sans aller trop en avant, ni rester trop en arrière; car d'un côté est l'ignorance qui n'est bonne à rien, et de l'autre la science des abstractions, où l'on ne trouve plus rien de positif, et où

---

(1) La méthode qui peut nous mener au vrai (dit *Freret*, Mémoires de littérature de l'Académie royale, tom. 6, pag. 148), dans quelque étude que ce soit, est celle qui commence par rassembler des connaissances certaines sur les points particuliers, et qui ne regarde les principes généraux que comme le résultat nécessaire de toutes les propositions dont la certitude est déjà constante ; c'est celle qui sait distinguer, non-seulement entre le vrai et le faux absolu, mais encore entre les divers degrés de probabilité qui approchent plus ou moins de l'un ou de l'autre de ces deux termes ; c'est celle qui ne se contente pas de discerner les diverses nuances du certain et de l'incertain en général, mais qui sait encore faire la différence des diverses espèces de certitude propres à chaque science et à chaque matière, car il n'en est presque aucune qui n'ait sa dialecte à part.

l'erreur, souvent funeste, et toujours séduisante, usurpe les hommages dus à la vérité.

7. Il faut convenir que ces entraves gênent quelquefois l'imagination, et rendent le travail si pénible, que peu de personnes sont capables de s'y livrer avec fruit.

Cependant il faut s'assujettir à ce joug, dans des sciences qui sont en rapport avec la nature. La nature a ses lois, qu'on ne peut changer ou diriger qu'autant qu'on les connaît; et pour les connaître, il faut les étudier avec ordre et patience. Ce n'est que lorsqu'on a beaucoup appris, qu'il est permis d'interroger la nature par des expériences.

Nous avons tâché de présenter des faits positifs dans notre première partie; il nous reste maintenant à rendre compte de ce que l'expérience nous a offert.

8. Nous avons observé que, dans toutes les maladies curatives de leur cause, la nature n'obtient des résultats heureux qu'en faisant succéder des changemens qui deviennent curatifs les uns des autres. Nous ajouterons maintenant que l'art a divers moyens pour seconder les effets de la nature, et rendre sa marche régulière lorsqu'elle tombe en défaut.

Ainsi , lorsque le début d'une maladie a trop d'activité, et que les forces sont trop exaltées, on les modère par le régime, par la saignée, les bains , les boissons tempérantes , ou par d'autres moyens relatifs à la nature des causes existantes ou des dispositions individuelles.

Si, au contraire, la marche de la maladie est trop lente, on excite les forces par les frictions, l'exercice , le régime, les boissons généreuses, les potions toniques , l'emploi des excitans cutanés , ou par d'autres moyens toujours relatifs à la nature des causes ou des dispositions indi-viduelles.

Si l'on observe avec attention le cours ordinaire que la nature suit dans les maladies qui se guérissent d'elles-mêmes (1), on peut toujours la seconder d'une manière utile, en rétablissant cette marche régulière dont elle s'écarte quelquefois.

Par exemple, si après le début d'une maladie,

____

(1) L'auteur de la nature a fixé le cours de la plupart des maladies , qu'on aperçoit facilement, quand elles ne sont pas dérangées.

7

son second changement ne se fait pas comme à l'ordinaire, on le provoque ; s'il est trop actif, on le modère : mais pendant le dernier période de la maladie, il n'est pas toujours aussi facile d'en diriger la marche pour seconder la nature.

On reconnaît les différens temps des maladies, dit Zimmermann, en observant exactement les circonstances qui tiennent essentiellement et directement à la vie, comme le pouls, la respiration, et si l'on veut, les urines. Le premier temps n'est pas si difficile à reconnaître ; mais le second et le troisième le sont extrêmement. Boerhaave détermine les indices d'une crise prochaine, avec un coup d'œil de maître. L'approche des crises s'annonce, lorsque la force vitale l'emporte sur la force de la maladie ; au lieu que les symptômes ne viennent que de la force de la maladie, qui l'emporte sur la force vitale. (Zimm. de l'Expérience, tome premier, page 226.)

Mais quand on connaît la marche ordinaire de chaque maladie, on juge, d'après l'apparition des symptômes, ce qu'il y a de bon et ce qui est malfaisant. Alors on peut aider ou modérer la marche de la nature. A la fin de la maladie

on doit favoriser les crises : il faut les déterminer même, si la nature est en défaut.

9. D'après l'observation, nous savons qu'il
y a des maux incurables. Nous savons aussi
que, dans ces circonstances, la nature organise
quelquefois des maladies particulières , qui,
n'étant pas dangereuses par elles-mêmes, mettent
la vie hors de danger.

Ici l'art a interrogé la nature; il a tenté des
expériences qui prouvent que dans les circonstances où il existe un mal incurable , sans
sauve-garde pour la vie, il était possible d'y
suppléer par un mal artificiel : et c'est un
des triomphes de l'art qu'on ne saurait lui
contester, à cause des nombreux succès qu'il
a obtenus et qu'il obtient tous les jours , à la
faveur des cautères et autres égouts qui rem-
placent ceux de la nature. On ne fait pas précisément comme elle ; mais on y supplée par
des équivalens ; et l'on obtient ainsi les résultats
les plus heureux.

10. Il y a des maladies qui guérissent d'autres
maladies. C'est un fait reconnu depuis long-
temps , et qui a paru depuis d'une telle importance pour les progrès de l'art, que les sociétés

les plus savantes n'ont pas dédaigné d'en faire l'objet de leurs recherches (1).

Jusqu'alors, l'homme de l'art, se méfiant de son ennemi, n'avait osé l'employer pour sa propre destruction. Déjà il commence à le craindre un peu moins, en apprenant à le connaître : il sait qu'il porte souvent en lui-même son germe destructeur, et qu'un pas de plus dans la maladie est presque toujours un pas vers la guérison : peut-être un jour, devenu plus hardi, le médecin observateur du principe morbifique pourra-t-il le diriger de manière à changer ses effets désastreux en succès éclatans. Mais le temps n'est pas venu encore, où l'on puisse se flatter d'obtenir ces avantages ; l'expérience, lente à se former, difficile à être bien exécutée, sera la seule voie qui conduira l'art de guérir à ce dernier degré de perfection.

Quant à moi, je rendrai compte des faits que j'ai observés : ils ne sont pas sans doute en assez grand nombre pour fixer les idées sur un objet aussi important ; mais c'est déjà quel-

(1) Voyez la note qui termine le discours préliminaire.

que chose que de passer de l'ignorance au doute. Tout homme doit à l'art qu'il professe, le tribut de son expérience personnelle ; et la mienne ne sera pas perdue, si d'autres, partant du point où je me suis arrêté, arrivent à un résultat positif.

SECTION II.

Peut-on provoquer et diriger d'une manière convenable les affections nerveuses, pour guérir d'autres maladies ?

11. Il ne sera sans doute jamais au pouvoir de l'art, de provoquer l'hypocondrie, l'hysterie, la migraine, le clou hystérique, les flatuosités, et quelques autres maux de cette espéce.

Mais si l'on considère que ces maladies tiennent par leur essence au système nerveux ; que le système nerveux a un point central auquel vont correspondre toutes les extrémités des nerfs ; que les sensations, n'importe de quel point elles viennent, vont toujours agir sur ce centre ; si l'on considère que ce centre a le pouvoir de penser, de sentir, de mouvoir, et qu'il agit véritablement quand il est provoqué par une sensation, pour réagir ensuite lui-même sur le reste de l'économie animale ; si l'on considère, disons-nous, tout ce mécanisme, on concevra facilement que l'art peut, en excitant une partie du système nerveux, déterminer quelques effets dans les autres.

12. Des expériences faites à dessein, et peut-être un plus grand nombre de faits produits par le hasard, prouvent que diverses maladies ont été guéries par un désordre quelconque d'une des facultés centrales.

On cite mille exemples des accès de fièvres qui ont été guéris, les uns par le seul effet des passions, d'autres par l'apparition de quelques douleurs particulières, ou bien par des convulsions : d'où il suit que, si les affections nerveuses ont quelque influence pour guérir d'autres maladies, comme l'observation le prouve, et si ces affections se réduisent à une des trois facultés dont on vient de parler, l'art peut espérer d'en obtenir un grand secours, toutes les fois qu'il aura la facilité de provoquer l'une d'entre elles.

13. De toutes les manières d'exciter une affection nerveuse, la plus facile est la provocation morale. L'esprit de l'homme, naturelle-

ment attentif à ce qui l'intéresse, dirige d'abord son application sur tout ce qui le frappe ; et la manière dont il est ému, produit des mouvemens, des actions et des réactions qui varient de mille manières différentes. Cette provocation peut se faire de deux manières, par le chatouillement de l'extrémité sentante de tous les nerfs, et par le seul mouvement spontané de l'imagination (1).

14. La première espèce de provocation a une latitude immense ; car, outre les sens de l'odorat, de la vue, de l'ouïe, du goût et du toucher, la titillation de chaque organe peut faire naître des sensations particulières qui sont relatives à ses fonctions.

Il n'est pas sans doute toujours possible, d'aller provoquer les organes cachés, par des moyens directs ; mais on y parvient quelquefois par le moyen de certaines drogues ou de certains alimens. Tout le monde connaît l'effet

---

(1) L'imagination est dans l'homme ce que sont les cornes dans le taureau : c'est avec cela qu'il renverse tout ; mais c'est par là qu'on le tient sous le joug.

LAHARPE, tom. 18, pag. 67

des liqueurs spiritueuses, stupéfiantes, âcres, salées, poivrées, irritantes, etc.

15. Il est des circonstances où il convient de varier les effets des passions et des affections ; et alors on ne saurait trop multiplier les moyens, pour obtenir certains effets. C'est ainsi que pour exciter un malade à rendre ses urines, on chatouille le gland, et l'on fait tomber de l'eau dans un bassin. L'imagination frappée de cette chute, et l'irritation du gland, provoquent également la vessie à se vider.

16. La parole, les signes et les gestes exercent une grande influence sur l'esprit de l'homme ; il est des personnes qui, par un seul regard, excitent à leur gré la terreur ou la joie. Nous avons connu un de ces hommes à caractère, qui se trouvait à la tête d'une maison d'éducation, et qui n'employait pas d'autres moyens pour diriger ses élèves. On nous appela un jour pour faire une opération très-douloureuse à un enfant qui s'y refusait : rien ne pouvait vaincre sa résistance, lorsqu'on s'avisa d'aller chercher le supérieur ; à son seul aspect, l'enfant subit la douloureuse opération, sans jeter un cri, sans exhaler une plainte.

Si, par un seul regard, on est capable de

remuer à tel point les esprits, que ne doit-on pas attendre de la parole, dans la bouche d'un homme éloquent !

Des exemples multipliés nous apprennent que les moyens les plus simples exercent le plus grand empire sur l'esprit, et produisent quelquefois des cures surprenantes. Qui ignore l'effet de la superstition, de la confiance, de la foi en certaines choses, non-seulement sur l'imagination du peuple, mais parmi les hommes les plus éclairés : d'après ce que nous savons d'un Mesmer, d'un Cagliostro, nous ne pouvons douter que l'art d'exciter l'imagination à propos ne soit un des moyens les plus propres à opérer des révolutions sur le physique.

17. Ce n'est pas sans raison que la musique a été mise par quelques auteurs au rang des moyens thérapeutiques ; en effet, n'eût-elle que la propriété d'affecter l'ame de plusieurs manières, cela suffirait pour la prendre en considération, dans la pratique de l'art.

La musique est un excellent moyen pour se distraire d'autres passions ; elle dissipe souvent les effets de la mélancolie ainsi que des maux physiques qu'elle occasione ; elle est même quelquefois d'un secours utile pour supporter les derniers momens de la vie (1).

---

(1) Mademoiselle de Limeuil l'aînée , dit Brantôme , étant fort mal , fit appeler son valet de chambre qui jouait du violon. Julien , lui dit-elle , prenez votre violon , et jouez-moi du mieux que vous pourrez , jusqu'à ce que je sois morte , la défaite des Suisses ; et quand vous en serez aux mots *tout est perdu*, répétez-les trois ou quatre fois le plus piteusement que vous pourrez. Ce que fit l'autre , et elle-même lui aidait de la voix ; et quand vint ce *tout est perdu*, elle réitéra par deux fois , et se tournant de l'autre côté du chevet , elle dit à ses compagnes , *tout est perdu* à ce coup et à bon escient. Ainsi décéda. BRANTÔME , tom. 2 , pag. 366.

Bonnamy, dans ses recherches sur la vie d'Empédocles (voyez les Mémoires de l'Académie royale , t. 10 , p. 34) rapporte que ce philosophe était à Gelas , chez son ami Anchitus , lorsqu'on vint l'avertir qu'un jeune homme en fureur voulait tuer cet ami, parce qu'en qualité de juge de la ville , il avait condamné à mort le père de ce jeune homme. Empédocles tâcha de lui remettre l'esprit par ses discours ; et n'y ayant pas réussi, il y joignit les sons de sa lyre , aussi inutilement , jusqu'à ce que , ayant tout à coup changé de modulation , il chanta des vers du 4ᵉ livre de l'Odyssée... Alors la fureur de ce jeune homme se calma.

L'auteur ajoute que les Pythagoriciens employaient la

Il n'est pas douteux que la musique ne soit souvent un moyen très-utile : plusieurs auteurs se sont occupés de cet objet : tels sont Frank, de Frankermann, Albrecth, Sthaal, Offmann, Boerhaave, Roger, et en dernier lieu M. de Saint-Maurice et plusieurs autres. Nous en avons fait plusieurs fois l'expérience sur nous-mêmes : pour dissiper de violens maux de dents, nous avons eu recours à la musique, et toujours avec succès.

18. La sensibilité peut être aussi provoquée par les vapeurs et les odeurs ; car certaines font naître des désirs qui deviennent des passions, et d'autres révoltent au point de les éteindre subitement. Les particularités que nous offre la langue, relativement à ses seu-

---

musique, comme un remède efficace, pour les maladies de l'esprit, et même pour plusieurs maladies du corps. Ils avaient des airs particuliers pour chasser la tristesse ou la mélancolie, et pour apaiser la colère ; ils en avaient aussi d'autres pour exciter les passions utiles. — Comment se fait-il que la médecine moderne ait négligé ce moyen curatif, employé par les anciens avec tant de succès ?

sations , prouvent que ce n'est pas un sens à dédaigner.

Le tact a aussi des sensations qui influent plus ou moins sur l'ame. Pour tout dire , en un mot , il n'y a pas d'extrémité sentante des nerfs, qui, affectée d'une manière ou d'autre, ne porte ses influences dans les centres nerveux; d'où il suit qu'il y a autant d'espèces de provocations morales , que de parties avec lesquelles il existe un point de contact.

19. Les passions de l'ame peuvent naître par la seule force de l'imagination , comme le prouvent les élans des poëtes , les inspirations des musiciens et des peintres : or, comme les souvenirs des choses passées et l'état du physique contribuent beaucoup à ce genre de provocations , il serait possible quelquefois d'exciter ces provocations elles-mêmes, par des images fournies à l'imagination (1) , aidées de l'usage des liqueurs spiritueuses.

____

(1) Un aubergiste qui avait perdu un enfant chéri , vint nous consulter pour un violent mal aux dents : nous lui rappelâmes le souvenir de son enfant; il en versa des larmes , et ne sentit plus son mal. Nous avons employé ce moyen pour d'autres douleurs , et toujours avec succès.

« Voilà pourquoi, dit Montaigne, en telles choses l'on a accoutumé de demander une ame préparée : pourquoi pratiquent les médecins, avant main, la créance de leur patient, avec tant de fausses promesses de la guérison, si ce n'est afin que l'effet de l'imagination supplée l'imposture de leurs aposèmes. Ils savent qu'un des maîtres de ce métier leur a laissé par écrit, qu'il s'est trouvé des hommes à qui la seule vue de la médecine faisait l'opération. »

En voilà sans doute assez, pour prouver que les passions et les affections de l'ame sont des maladies qu'on peut provoquer. Mais peut-on les diriger pour ainsi dire à volonté? Cela dépend d'une infinité de circonstances, qu'il faut prendre en considération.

20. Tous les esprits ne sont pas également susceptibles d'excitations ; les uns sont si ineptes, les autres si trascendans, quelques-uns si lents, d'autres si vifs, que pour régler et diriger les affections des uns et des autres, il faudrait employer des moyens tout différens.

Aussi il est impossible de tracer ici des règles générales : en effet, s'il n'y a pas deux esprits qui se ressemblent, et si chaque esprit ne se ressemble pas à lui-même, dans deux circonstances différentes, l'art de diriger les passions ne peut fournir que des résultats plus ou moins rapprochés de la vérité. Pour obtenir ces résultats, il faut pénétrer, étudier et examiner avec un soin particulier le génie de chaque individu. Les médecins habitués à voir les mêmes personnes, trouveront facilement le moyen de s'instruire à ce sujet. Pour les autres, nous croyons qu'ils auront beaucoup de peine à réussir.

On pense généralement que les plus grands mobiles de l'esprit, ceux auxquels tous les hommes sont sensibles, sont la terreur et la compassion. En effet, comme nous rapportons tout à notre intérêt, il suffit de nous offrir le tableau des malheurs ou des crimes de l'humanité, pour que, par un retour sur nous-mêmes, nous en soyons affectés.

Ces deux passions sont les plus profondes, les plus actives, les plus étendues, les plus générales ; elles atteignent tous les hommes grands ou petits, riches et pauvres, de quelque âge et condition qu'ils soient. C'est avec raison que les anciens faisaient de la compassion et de la terreur, le ressort principal de leurs tragédies, et comptaient l'amour pour peu de chose, parce que cette passion ne peut affecter qu'une certaine classe d'hommes, et qu'il en est un grand nombre auxquels ses effets les plus ordinaires doivent paraître exagérés.

21. Comme presque tout est incertitude dans les sciences (1), l'homme n'en tirerait qu'un faible secours, s'il voulait attendre, pour agir, d'avoir l'assurance du succès dans tous les moyens qu'il emploie. Heureusement la raison vient à son secours , pour l'aider à surmonter quelques doutes qu'il n'est pas en son pouvoir d'éclaircir.

C'est presque toujours ainsi qu'on emploie la plupart des drogues en médecine ; et c'est aussi sous ce rapport que les passions ou les affections de l'ame, quoique difficiles à manier , peuvent prendre leur rang dans l'ordre thérapeutique.

---

(1) Malgré la distinction de M. d'Alembert, de la certitude proprement dite, et de la certitude d'expérience, il n'est pas moins vrai de dire que cette dernière laisse toujours quelque chose de conjectural ; parce qu'il est impossible de connaître parfaitement les lois de la nature, et de savoir si ce qu'on a remarqué une fois, dix fois, doit se reproduire toujours. Lemercier a raison de dire :

La science la plus profonde ,
N'atteint rien de ce qu'elle sonde.

Il n'y a, pour les mettre en pratique, qu'à suivre les règles générales admises pour les autres moyens.

22. Mais en cherchant à assurer, autant qu'il est possible, le succès des passions et des affections de l'ame, il faut surtout éviter les dangers qui peuvent en résulter. On ne doit donc pas se proposer pour but de les exciter dans toutes les circonstances possibles, mais de les diriger à propos et d'une manière convenable.

Nous avons recueilli dans la première partie de cet ouvrage, n° 46, plusieurs faits qui prouvent que la joie excitée à propos devient un moyen curatif bien puissant. Mais il importe d'observer ici, que la joie immodérée est quelquefois nuisible à ceux qui ont l'esprit exalté, la raison peu réglée, l'imagination vive; à tous ceux enfin qui pèchent par un excès de tension des forces : elle peut tuer sur-le-champ, lorsqu'elle entre en contraste avec une autre passion.

Une mère, voyant un enfant qu'elle croyait mort, mourut sur-le-champ de tristesse et de joie. Une demoiselle, ayant donné un rendez-vous à celui qu'elle avait été forcée d'abandonner, pour en épouser un autre, mourut tout à coup par le contraste des passions qui opprimèrent ses forces vitales.

Nous ferons les mêmes observations à l'égard de la colère.

Si cette passion produit souvent d'heureux effets, dans les cas où il est utile de donner de l'activité aux humeurs stagnantes, elle est un mal quand elle anime un individu qui a la fibre sèche, dure, irritable, sensible; elle nuit aussi à ceux qui ont le corps plein, replet, pléthorique; elle devient souvent mortelle à ceux qui ont des dispositions à l'apoplexie; elle est dangereuse à ceux qui crachent le sang, ou qui sont sujets à d'autres hémorragies; chez les personnes vaporeuses, elle occasione des tremblemens, des agitations, et d'autres désordres physiques.

La colère est souvent pernicieuse aux enfans; j'en ai vu plusieurs qui en avaient des attaques de convulsions. Une veuve ayant laissé son enfant seul dans sa maison, il se livre à la plus grande colère: sa mère rentre, veut le calmer; il la repousse et meurt. Un autre ayant été violenté pour prendre un remède, en mourut comme enragé. Tous ces exemples prouvent qu'il faut agir avec prudence, et que l'emploi de cette passion, comme moyen curatif, exige beaucoup de précautions.

23. Excepté les cas où les malades sont sans connaissance, il n'y a pas d'état maladif auquel on ne puisse appliquer la provocation morale, soit d'une manière, soit d'une autre. Cette provocation peut se réduire d'abord en général à deux effets, l'un tonique, l'autre débilitant : or, comme dans presque toutes les maladies il y a, ou exaltation des forces, ou débilité, on peut, dans tous les cas, employer l'une ou l'autre de ces provocations, sinon toujours avec succès, du moins sans inconvénient.

Quant à la manière convenable de faire ces provocations, il n'y a qu'à en borner l'action, relativement au degré des maladies. On peut exciter une forte colère dans les maladies produites par des épanchemens aqueux, comme excitant des passions débilitantes, dans le cas où il y a grande tension. En calculant le degré des passions, d'après l'état des forces ou de la débilité qui se manifestent dans chaque maladie, elles produiront toujours quelque succès.

24. Ces principes, que la raison ne désavoue pas, sont aussi fortifiés par l'expérience journalière ; car, en observant avec attention les

dispositions morales des malades, on s'aperçoit facilement qu'elles correspondent aux changemens qui surviennent dans le physique.

Au commencement d'une maladie, l'esprit, frappé de terreur et de crainte, concentre les forces, occasione des frissons, des tremblemens, des orripilations; la pensée s'affaiblit et se réduit presque à l'instinct.

La réaction qui s'opère dans le second temps, en dilatant les vaisseaux, relève le jeu de toutes les parties : alors l'esprit s'exalte, quelquefois jusqu'au délire.

Pendant le fort de la maladie, l'esprit, tourmenté par l'agitation des organes, éprouve des dispositions à l'impatience, à l'inquiétude, à la colère; il éprouve ce trouble que l'incertitude des événemens fait naître. Ce n'est que lorsque le mal diminue, que l'esprit commence à se calmer. Alors l'espoir donne des forces qui abrègent singulièrement la convalescence.

25. Depuis long-temps nous suivons ces premières indications, et nous nous servons avec succès des moyens moraux pour corriger les désordres physiques. Ainsi, toutes les fois que la nature est en défaut; que l'état physique ne correspond pas aux affections morales; qu'il y a

trop d'excès d'une part ou d'autre, nous employons les passions qui tendent à rétablir cet équilibre.

Lorsque la maladie a un début trop lent, nous employons la terreur pour provoquer l'effet centrifuge; s'il est trop vif, c'est l'espoir, la colère, l'impatience.

Dans la réaction, si les forces sont trop exaltées, nous employons la crainte, la peur; et les passsions toniques, si elle manque d'action.

Pour inspirer la crainte, il suffit de témoigner au malade quelque inquiétude sur l'issue de sa maladie : pour opérer un effet contraire, on lui inspire une grande confiance dans l'effet des moyens qu'on emploie.

Nous avons remarqué depuis long-temps que les maladies éprouvaient du changement lorsque les malades ont été administrés, ou sont sollicités d'arranger leurs affaires temporelles. Ces changemens sont avantageux, lorsque les forces sont trop exaltées; mais quand il y a débilité, la maladie devient plus grave. Cette remarque est très-utile dans la médecine pratique, en ce qu'elle conduit à prendre des précautions, dans les circonstances où les malades sont en danger.

Rien n'est plus dangereux dans les maladies

débilitantes, que les affections qui concentrent et abattent les forces. Deux époux vivaient ensemble : la femme était faible et valétudinaire ; le mari, quoique vieux, était fort et robuste. Ce dernier étant devenu dangereusement malade, son épouse en fut si affectée qu'elle mourut la même nuit que lui. Avant, son état ne donnait aucune inquiétude : elle était asthmatique.

26. Pour appliquer les règles générales dont nous venons de parler, il faut étudier les influences du moral sur le physique, et du physique sur le moral ; il faut examiner la manière dont la nature soutient leur équilibre et les circonstances où elle se sert de l'une de ces actions pour régler les autres. M. Cabanis a donné un traité sur cette matière, qui renferme d'excellens préceptes. Il eût été à désirer que cet auteur profond se fût plus rapproché de la pratique médicale que de la philosophie ; ses recherches auraient eu un but plus utile à l'humanité.

27. Il en est des passions, considérées comme moyens curatifs, comme des autres agens thérapeutiques : leurs indications générales sont faciles à déduire ; mais quand il est question d'en venir aux règles de détail, à leur juste application, aux cas particuliers, la chose devient plus dif-

ficile, comme nous l'avons déjà observé, à cause d'une infinité de circonstances qui nécessitent des directions différentes dans l'emploi des moyens curatifs.

Nous n'entrerons pas ici dans le détail immense que presentent tous les cas particuliers ; nous nous contenterons d'en indiquer quelques-uns, et ce seront les principaux. Du reste, tout dérive ici d'un premier principe : on ne pourra jamais nuire en relevant les forces abattues, ou en calmant celles qui sont trop exaltées , comme on pourrait faire beaucoup de mal en produisant l'effet contraire.

28. Les passions considérées comme maladies, deviennent elles-mêmes quelquefois curatives de leur cause : telles sont la plupart de celles qui ont beaucoup de précipitation et d'activité : la nature ne supporte que rarement les effets contraires, et elle s'en lasse bientôt pour rentrer dans le calme.

La manière de se conduire dans ces occasions est extrêmement simple, et nous est indiquée par l'expérience du cœur humain. Il faut d'abord flatter l'esprit pour s'emparer de la confiance ; on favorise la plainte ; on excuse la sensibilité ; ensuite, s'armant de l'empire de la raison, qui devient toujours plus absolue lorsqu'on sait la rendre indulgente, ou dirige les actions, afin qu'elles succèdent les unes aux autres dans leur ordre naturel, jusqu'a leur terminaison. Ce n'est qu'en éloignant peu à peu l'idée de l'objet qui les accompagne, qu'on parvient à guérir ces sortes de maux. La passion ne veut point être contrariée ; elle se pique, s'accroît par la résistance ; elle s'exaspère quand on la combat ; elle se prolonge et dégénère en affection chronique, lorsqu'elle n'atteint pas son but.

29. Les ouvrages des philosophes moralistes sont remplis d'excellens préceptes sur les moyens de combattre les passions ; mais ils supposent, pour les mettre en pratique, une force et une indépendance d'esprit qui ne peuvent être le partage des individus soumis à l'empire de ces mouvemens désordonnés : tout se réduit, quant aux passions vives qui n'ont que des causes passagères, à les traiter avec les précautions que nous venons d'indiquer.

Voici, dit Montaigne, la manière dont un philosophe guérit un autre philosophe d'une affection honteuse. « Métrocle, dit-il, lâcha un peu indiscrètement un pet, en disputant en présence de son école, et se tenait à sa maison caché de honte , jusqu'à ce que Cratès le fut visiter , et ajoutant à des consolations et à des raisons l'exemple de la liberté, se mettant à peter à l'envi avec lui , il lui ôta ses scrupules, et de plus , le retira de la secte des stoïciens. »

Plutarque abonde en préceptes de ce genre ; il rapporte des passages de plusieurs auteurs , entr'autres , les vers suivans d'Euripide :

> Les médecins des malades d'esprit
> Sont les raisons , quand quelque bien appris
> En sait user à heure et compétence,
> Pour alléger ce qui le tourmente.

30. Les grandes passions sont au moral ce que les maladies aiguës sont au physique : ce sont des orages passagers qui ne durent guère. Il n'en est pas de même des affections de l'ame qui semblent innées dans l'homme , et qui sont d'ordinaire l'effet d'une longue habitude ou d'une jouissance paisible.

On ne connaît bien ces sortes d'affections, que quand on les contrarie par des privations ou des séparations, toujours difficiles à supporter.

Tout le monde connaît la nostalgie, cette maladie qui naît de l'éloignement de ses foyers, et à laquelle le seul remède convenable est le retour dans sa famille de celui qui en est atteint.

Mais cette affection n'a pas toujours pour

cause le séjour dans un pays éloigné; l'absence des personnes auxquelles nous sommes unis par les liens du sang ou de l'amitié doit être aussi pénible que celles des lieux qui furent en quelque sorte les confidens de nos premières pensées. Nous avons vu souvent des pères et des mères exposés à des tourmens affreux, par la séparation et l'éloignement de leurs enfans, et souvent aussi nous avons vu en résulter des maladies graves. La nature indiquerait dans tous ces cas le retour des personnes chéries, comme moyen curatif; mais un tel retour peut être difficile et même impossible; et c'est alors qu'on est obligé d'user de tout ce que la morale a de plus consolant : car les drogues conviennent en général fort peu à ces sortes de maladies; et malheureusement on y a trop souvent recours.

Nous avons soigné plusieurs de ces malades, auxquels on avait donné des émétiques pour les débarrasser d'un poids qu'ils disaient sentir sur leur estomac ; et l'emploi de ce vomitif n'avait fait qu'exciter de l'irritation dans cette membrane, sans apporter d'ailleurs aucun soulagement.

C'est dans ces circonstances surtout que l'on distingue le médecin véritablement philosophe, du praticien inhabile. On ne peut se promettre des résultats satisfaisans, que lorsqu'on attaque une maladie dans sa cause; et, dès lors, si ce n'est qu'accidentellement que le corps souffre; si une affection de l'ame occasione l'état maladif de l'individu pour lequel on réclame les soins de l'homme de l'art, il faut que celui-ci devienne le médecin de l'ame, et qu'il trouve dans la connaissance du cœur humain, quelqu'un de ces moyens salutaires que toute la science du pharmacien et du chimiste ne saurait lui offrir.

31. Il y a des affections de l'ame d'un genre incurable, et même mortel, comme dans l'ordre physique : telles sont celles qui se sont nourries d'un avenir qui vient à leur échapper tout à coup.

Un père avait un fils unique sur lequel reposaient toutes ses affections et toutes ses espérances : cet enfant lui fut ravi à l'âge de dix-huit ans; son désespoir fût sans remède; il mourut peu de temps après.

C'est ainsi qu'il arrive souvent que deux époux se suivent au tombeau, et que d'autres conservent le souvenir ineffaçable de leur dernière séparation. Pour prévenir de pareils effets, l'art du médecin est impuissant par lui-même; mais s'il a acquis cette confiance qu'on accorde à l'amitié, il peut encore obtenir quelques résultats heureux.

52. Parmi les maladies du corps qui sont l'effet des affections morales, il en est où il faut rétablir les affections, et d'autres qui en exigent la privation.

M. Corvisart, dans sa traduction de l'ouvrage d'Averbruyyer, parle d'un enfant de trois ans, qui était tombé dangereusement malade, par l'effet de la jalousie excitée par un de ses frères élevé jusqu'alors hors de la maison paternelle. La manière dont M. Corvisart s'est conduit dans cette occasion, doit être suivie, dans des circonstances semblables. Il fit éloigner l'objet de la jalousie, et l'enfant guérit.

Si l'on pouvait constamment agir ainsi, on ferait beaucoup de cures à peu de frais : mais malheureusement on ne peut pas rétablir toujours cet équilibre, parce qu'il y a des circonstances où il est impossible de satisfaire les désirs des malades.

33. Nous venons de dire que, dans certains cas, loin de satisfaire une affection de l'ame, il faut au contraire la combattre : par exemple, lorsqu'une passion ou une affection devient tel-

lement dominante, qu'elle épuise le corps par la jouissance.

Madame de Sévigné raconte dans une lettre du mois d'août 1677, que madame de Grignan sa fille, étant chez elle, y tomba malade et ne guérit que lorsqu'elle en fut séparée. Là dessus elle écrit qu'il faut des remèdes extraordinaires à ceux qui le sont : elle ajoute que les médecins n'eussent jamais imaginé celui-là.

Madame de Sévigné a raison ; il y a peu de personnes de l'art qui aillent jusqu'à porter l'attention sur cette cause des maladies. Mais il est très-vrai de dire qu'il y a des affections qui épuisent, et dans lesquelles l'éloignement ou la séparation devient d'une nécessité urgente pour guérir les malades.

Ils éprouvent d'abord une grande répugnance ; mais cette répugnance même est un remède.

34. Il y a des affections, des passions, des manies, qu'on peut employer avec succès pour guérir, soit des maladies d'esprit passagères, soit des maladies du corps : telles sont les passions de l'amour, du jeu, de la chasse, les affections de sentiment, les manies partielles et autres.

Tissot, au rapport de M. Beaume, dit qu'il

n'est pas rare de voir un fort attachement dissiper des maladies de langueur ; il en cite un exemple frappant, et indique la manière de provoquer
une pareille révolution. Tout le monde connaît
l'histoire d'Antiochus et de Stratonice (v. l'hist.
de Rollin, tom 7, page 363) : la manière dont
le médecin reconnut la cause de la maladie de
ce prince, et les moyens qu'il prit pour la guérir, ont été admirés de tous les temps. Ce qui
prouve que ce genre de médecine aurait aussi
la vogue s'il était plus cultivé (1).

Les autres passions présentent les mêmes

----

(1) Avicenne, qui ne consultait que la nature relativement
aux inclinations des deux sexes, dit tout nettement qu'il
faut que les deux individus se voient, si les circonstances
le permettent, lorsqu'il n'y a pas d'autre moyen que l'ac-
couplement pour les guérir. Il dit avoir vu quelques personnes amoureuses recouvrer leur santé, après que ceux
qu'elles aimaient les eurent à peine touchées : et cela
lorsqu'elles étaient dans un état de consomption, abattues
d'ailleurs par une longue fièvre, et totalement épuisées
par la violence de leur amour. Avicenne ajoute que cette
palingénésie s'exécute si promptement, qu'on s'aperçoit
évidemment de l'empire que les passions ont sur le
corps.

vues de traitement. Un père était tombé dans la mélancolie par la perte d'un de ses enfans : cet homme aimait beaucoup le jeu ; on parvint enfin à le faire sortir : à peine eut-il les cartes à la main qu'il reprit sa bonne humeur. Il en est ainsi des manies.

Mead rapporte qu'un homme de collége étant atteint de la manie, tomba dans le plus grand danger ; jugeant par les progrès de son mal que la mort était proche, il ordonne que l'on sonne les cloches de l'église voisine de la maison, comme c'était la coutume. Un des exercices de cet homme, pendant sa jeunesse, avait été de sonner ; et sa sonnerie était harmonieuse. Dès qu'on eut commencé à sonner, il lui parut qu'on le faisait mal ; bientôt cela le mit en colère, et s'étant levé de son lit, il alla pour montrer lui-même à mieux sonner. Sa leçon donnée, il revint tout en sueur se remettre au lit pour mourir, disait-il ; mais cet exercice lui rendit la vie et la santé.

35. On voit, d'après cet exemple, combien une manie est propre à rétablir les fonctions de la vie, quand elles ont été dérangées par des accidens fortuits; il en est de même des autres passions ou affections de l'ame, qui sont des espèces

de manies : quoiqu'une manie n'ait qu'un objet ou deux, cet objet a néanmoins de telles variétés en lui-même, qu'on peut en affecter l'ame de diverses manières. Ainsi, quand on peut exciter ou provoquer telle ou telle action, on trouve souvent dans le même objet le moyen d'en varier les effets par la contrariété. On provoque l'agitation, la colère, l'emportement ; ce qui peut être gradué de plusieurs manières par l'approbation, la flatterie, le contentement. On détermine ensuite le calme, la satisfaction, la joie, le contentement. En conduisant ainsi les mouvemens de l'ame, et, par elle, les diverses actions du corps, les manies et les affections pourront devenir des moyens salutaires (1).

----

(1) Philippe, médecin d'Alexandre, lui ayant administré une boisson salutaire, en seconda l'effet en affectant sa sensibilité. Il lui parla de sa mère, de ses sœurs, et surtout de l'éclat de ses victoires ; ce qui ne tarda pas à le guérir : cet effet fut d'autant plus heureux pour le médecin, qu'il était accusé de vouloir l'empoisonner.

Tout le monde connaît l'histoire de ce président flegmatique sur lequel les purgatifs ne produisaient aucun effet. Le valet de chambre, chargé par le médecin d'exciter sa colère, ne put jamais y parvenir, malgré toutes

36. Suivant les divers âges de la vie, il est des règles particulières à observer, dans l'emploi des passions ou affections de l'ame, comme moyens curatifs des maladies.

Comme la plupart des passions naissent du développement des organes, il faut avoir égard

---

ses gaucheries affectées. Un plaideur vint heureusement à son secours. En parlant au magistrat, il gesticulait et frottait l'habit de taffetas qu'il portait; or, ce président ne pouvait entendre cette espèce de bruit sans s'émouvoir : il se fâcha tout de bon, ce qui le fit bientôt courir à la garde-robe.

Un certain Opinius, pauvre avec des tas d'or et d'argent, buvait de la piquette les jours de fête dans un pot de terre, et les autres jours du vin tourné. Il tomba dans une profonde léthargie, si bien que son héritier charmé courait déjà aux coffres et aux clefs. Voici de quelle manière un médecin aussi habile que fidèle le tira de son assoupissement. Il fit dresser une table auprès du lit, et vider les sacs d'argent qu'il fit compter par plusieurs personnes. A ce bruit le malade sortit de sa léthargie. « Si tu ne gardes toi-même ton argent, cria le médecin, voilà ton héritier qui va l'enlever..... » (Horat. liv. 3, ch. 2.)

Cette manière de traiter la léthargie est bien préférable aux remèdes que les médecins modernes emploient pour la combattre avec moins de succès.

à leur manière d'être, si l'on veut en diriger les effets d'une manière convenable.

Tout est instinct dans l'enfance; et cet instinct est plus ou moins développé, suivant la constitution et le tempérament de chaque individu. Lorsque cet instinct, qui naît des besoins de la vie, offre des irrégularités factices ou innées, et qu'il s'ensuit des maladies, ou bien s'il y a des maladies sur lesquelles cet instinct ait quelque influence, on le provoque, on le modère, on le dirige de la même manière que nous l'avons dit des passions, des manies et des affections.

Chez les enfans, on provoque les sensations actives, en forçant le rire par des chatouillemens, en présentant le sein sans le donner ; en les séparant momentanément de la mère, ou en gênant leurs mouvemens. Par des menaces on calme les sensations trop vives : les caresses, la liberté, les soins, les amusemens, produisent aussi des effets qu'on peut toujours calculer d'avance.

37. Le développement des organes de la génération à l'âge de puberté, ouvre une voie de sensations toutes nouvelles, et dont on peut tirer le plus grand parti, quand on sait en diriger le mécanisme.

Il y a une infinité de maladies qui sont l'effet

des inclinations et des idées naturelles ou factices, que ces nouvelles sensations déterminent.
Si l'homme, dans l'état de nature, est à l'abri de
la plupart de ces incommodités, c'est qu'il n'est
pas gêné dans ses actions : c'est la gêne, c'est
la privation, qui livrent l'homme civilisé aux
erreurs, aux excès, aux abus, et aux maux de
tout genre qui en sont la suite.

On connaît assez généralement la cause des
pâles couleurs chez les personnes du sexe, et
les effets du libertinage chez les jeunes gens,
pour que nous nous dispensions d'en parler.
mais nous devons avertir les pères et mères de
famille que les influences morales sont souvent
les moyens les plus convenables pour prévenir
de tels maux, ou pour les guérir lorsqu'ils existent.

Tout le monde convient que le Traité de
l'onanisme, par Tissot, est un des ouvrages
les plus utiles, tant par la morale pure professée
par l'auteur, que par les moyens thérapeutiques
qu'il conseille. Il serait à désirer qu'on donnât
plus d'étendue à ses idées. Jean-Jacques Rous-
seau, dans son Emile, a touché aussi cette matière; mais il nous manque un ouvrage qui fasse
connaître les influences du physique sur le

moral, et du moral sur le physique, relatives au développement des organes de la génération. Cet ouvrage servirait surtout à l'homme de l'art pour lui faire reconnaître les circonstances qui nécessitent l'emploi des affections dans la cure des maladies produites par cette cause : si la décence ne permet pas de décrire tout ce qui est relatif à ce sujet, le médecin ne doit pas l'ignorer ; car souvent en provoquant ou en dirigeant les passions sexuelles, il peut guerir un grand nombre de maladies.

38. Les révolutions qui s'opèrent dans l'homme à l'âge de puberté, sont autant l'effet des forces physiques que des dispositions morales. L'on s'aperçoit sans peine qu'un esprit agité laisse rarement le corps en repos. Les révolutions salutaires qui s'opèrent quelquefois à cette époque, nous indiquent que c'est le moment où l'on peut agir avec le plus de succès pour améliorer le tempérament ; et quel moyen peut-on employer qui soit plus convenable que la provocation des sentimens nobles et généreux ? intéressez le jeune homme, donnez-lui un motif d'agir, et son corps volera au gré de vos désirs.

Si une passion est capable de faire tout entreprendre, il n'est question que d'en choisir une convenable, et de la diriger avec soin : les enfans chez lesquels toutes les passions actives sont comprimées, parce qu'on les captive trop à l'étude, sont rarement sains et bien portans.

39. Lorsque l'homme a pris un état, qu'il a jeté un coup d'œil sur la société pour savoir le rang qu'il doit y occuper, ses besoins, ses désirs augmentent, se développent ; et avec eux une foule de nouvelles passions qu'il avait à peine aperçues. Son ame sensible, en proie au plaisir, à la douleur, cherche à se délivrer de la peine, et à se procurer la jouissance : mais que d'obstacles à vaincre, combien d'événemens imprévus ! il s'était fait un plan, et tout l'en écarte. Les soucis, les peines, les chagrins se succèdent ; son physique en souffre ; il devient malade. Jusques-là il ne s'était pas plaint, il n'avait demandé aucun secours pour les maladies de l'esprit, mais à présent il a recours au médecin du corps : quel sera son choix ?.... O vous, qui connaissez les brigandages de l'art, croyez-vous qu'il y ait beaucoup d'hommes qui en sentent l'importance et la dignité ?.... Non sans doute.

L'expérience de tous les temps prouve que si le vulgaire est presque indifférent dans le

choix de ceux auxquels il confie son existence,
les hommes d'une certaine classe ne sont pas
à l'abri d'une insouciance aussi bizarre; et
cependant, combien de maux peuvent résulter,
pour leur avenir, d'un choix inconsidéré!

40. Pour guérir les affections de l'ame, il faut
les connaître; pour les connaître il faut sonder
le cœur humain, qui n'est souvent qu'un mys-
tère impénétrable. Il est sans doute quelques
hommes qui n'hésitent pas à convenir qu'ils sont
tyrannisés par une passion, ou par une affection
violente. Mais combien d'autres qui, par des
motifs de honte, d'intérêt, de politique, de
faiblesse, s'obstinent non-seulement à se taire
sur la cause de leur mal, mais rendent encore
inutiles tous les efforts qu'on fait pour la découvrir.

Parmi les malades, il en est qui ne peuvent
supporter les questions et les recherches des
médecins qui les soignent. S'ils ont quelques
soupçons sur leur état, ils tâchent de les éloigner; s'ils ont découvert la vérité, et donnent
des avis sévères, mais utiles, ils les repoussent
comme une insulte : c'est ainsi que dans l'ancien
temps les vrais prophètes étaient souvent punis
de mort, pour avoir dit la vérité, tandis que les

faux prophètes qui flattaient le peuple, par leurs
impostures, étaient bien accueillis.

41. Toutes les fois qu'un homme a des motifs
impérieux pour renfermer dans son cœur une
peine déchirante, s'il garde le secret, si son
corps en devient malade, la mort lui est presque
assurée. On ne connaît pas toutes les victimes
de ces maux secrets, parce que plusieurs meu-
rent sans en faire l'aveu; mais on peut en citer
un assez grand nombre dont la mort a été causée
par le délabrement de leur fortune, qu'ils avaient
eu l'art de pallier.

42. Cette manière d'être des hommes rend
souvent la médecine insuffisante à leur égard.
Cependant il faut convenir qu'il y a des médecins dont l'esprit pénétrant sait dévoiler les
affections des hommes; même lorsqu'ils ne les
devinent pas entièrement, ils approchent de la
vérité; et c'est déjà beaucoup, pour diriger avec
succès des moyens curatifs.

Nous avons connu un de ces hommes qui, par
son savoir, sa vigilance et ses informations, parve-
nait souvent à découvrir la cause de ces maladies
d'esprit, dégénérées en maladies du corps : alors
son humanité était sans bornes; car aux consolations il joignait les secours pécuniaires,

quand le mal provenait des chagrins qu'entraînent les besoins : cette manière de guérir les maladies vaut sans doute mieux que l'usage des drogues ; mais malheureusement il y a peu de médecins qui puissent l'employer (1).

---

(1) On pourrait appliquer à ce médecin ce que dit M. de Tracy, en esquissant, d'après M. Cabanis, le portrait du véritable médecin, dans son discours de réception à l'Institut de France. — « Suivant lui (M. Cabanis), le véritable médecin est celui qui, doué au plus haut degré de la faculté de compatir, s'identifie en quelque sorte avec l'être souffrant; qui, par le jeu d'une imagination mobile, en partage pour ainsi dire toutes les douleurs; à qui un instinct heureux, résultat de la multiplicité et de la variété des impressions qu'il a reçues, comparées et coordonnées dans la contemplation assidue des maladies, semble révéler les moyens de calmer la souffrance, de rétablir l'équilibre et l'harmonie dans le système des forces et des mouvemens qui concourent à entretenir la vie. C'est celui qui, instruit à lire dans le cœur de l'homme, aussi-bien qu'à connaître les symptômes de ses maux, sait, en soignant un corps malade, distinguer dans les traits, dans les regards, dans les paroles, les signes d'un esprit en désordre ou d'un cœur blessé, sait deviner, avant tout, quelle peine il est nécessaire d'assoupir, quelles chimères il faut dissiper. C'est celui, enfin, qui connaissant

43. Quand on a bien reconnu l'espèce des passions ou affections, et par suite, les maladies du
corps qui s'ensuivent, il faut avoir recours aux
moyens que nous avons indiqués, en évitant de
confondre l'effet et la nature des diverses affections; car, à chaque mal il faut un remède propre, comme le dit Euripide; et chaque remède
exige aussi un à propos, sans lequel on ne peut
obtenir aucun succès.

Ce principe, que tout est relatif dans les qua-
lités bonnes ou mauvaises des objets, s'applique
surtout à la science de la médecine, où l'on doit
se tenir en garde contre ces *spécifiques univer-
sels*, dont l'effet doit être nécessairement nul
dans plusieurs cas, et dangereux dans une
foule d'autres.

44. La médecine actuelle est si peu familarisée
avec les traitemens moraux, qu'on trouve fort
peu d'instructions dans les auteurs, à ce sujet :

---

la destinée des trop faibles humains, regarderait comme
un crime d'être sans pitié pour des misères ou pour des
erreurs qui peuvent si facilement devenir le partage de
chacun, de n'être pas indulgent et bon, autant que cir-
conspect et raisonnable. » (*Moniteur du samedi* 24
décembre 1808.)

on connaît les passions, comme maladies, comme causes de maladies ; mais on ne s'est guère occupé de les étudier, comme maladies curatives d'autres maladies : ce que nous en disons dans cet ouvrage, prouve combien il serait utile de donner plus d'extension à cet objet important.

45. L'art de provoquer des révolutions salutaires dans l'économie animale jouerait un des premiers rôles dans la médecine, si les médecins s'attachaient à le connaître ; car, par ce moyen, on pourrait arrêter des épidémies, des accès de fièvre, et d'autres maladies (1).

----

(1) La paix régnait à Rome, lorsqu'une affreuse contagion vint troubler cette tranquillité. On avait tenté toutes sortes de remèdes sans succès, lorsqu'un vieillard parut et déclara devant le peuple qu'il avait appris dans son enfance que la peste avait cessé, comme par miracle, en plantant un clou avec solennité dans le temple de Jupiter. Le clou fut planté par le dictateur Manlius ; et la contagion cessa presque aussitôt. On voit, par cet exemple, qu'il n'y a ici d'autre rapport entre le clou et la maladie, qu'une influence du moral sur le physique. (L'an de Rome 390. — Tite-Live, livre 7.)

On voit d'autres faits relatifs à cette plantation de clou, dans les Mémoires de l'Académie royale des Sciences, tome, 6, page 192.

Par l'effet d'une passion , l'on détruit aussi l'effet d'une autre passion ; enfin, avec les passions, on donne de l'énergie aux fonctions vitales : on les abat, on les comprime par les unes ; on dilate le corps, on dirige les foyers morbifiques du dedans au dehors, par les autres.

Madame la maréchale de Noailles était tout en pleurs, auprès de madame de Gondrin, l'une de ses filles, très-dangereusement malade ; et, dans le transport de sa douleur, il lui arriva de s'écrier : *mon Dieu , rendez-la-moi, et prenez tous mes autres enfans.* Le duc de la Vallière, qui avait épousé une autre fille de la maréchale , était présent, et ne perdit pas un mot de cette exclamation : il s'approcha d'un air très-sérieux, de sa belle-mère ; et la tirant par la manche : *madame*, dit-il, *les gendres en sont-ils ?* Si l'on en croit Voltaire, le désespoir de la maréchale ne tint pas contre cette facétie : la mère désolée ne répondit à cette question si naïve de son gendre, que par un grand éclat de rire : toute la famille sortit de la chambre, avec elle, en riant à gorge déployée ; et, ce qui tient du prodige, la malade elle-même, oubliant qu'elle était à l'agonie, se mit à rire plus fort que tous les autres, ce qui, probablement, la sauva.

Dans le Journal des Débats du mois de septembre 1814, on raconte l'histoire d'une jeune dame, qui, à la suite d'une attaque, avait la bouche de travers. Le mari se rendit à Paris, pour réclamer les secours de l'art ; mais les médecins les plus habiles lui donnaient à peine de faibles espérances, lorsque la malade, assistant à quelques scènes burlesques , se mit à rire si fort qu'elle en fut guérie. Le journaliste qui rend compte de cette anecdote, s'écrie : pourquoi les médecins ne nous administrent-ils pas de pareils traitemens ?

On peut voir dans cet ouvrage, que c'est la doctrine que nous professons, sans avoir beaucoup de prosélytes.

SECTION III.

Peut-on provoquer la sensibilité physique , et la diriger d'une manière convenable pour guérir d'autres maladies ?

46. Nous n'entendons parler, dans cette section, que de la douleur essentiellement nerveuse, comme le clou hystérique, la douleur du

cou, des mâchoires, des yeux, la goutte sèche, etc.

Il n'est pas au pouvoir de l'art de provoquer ces maladies, telles que la nature les offre.

En examinant certaines d'entr'elles, on trouve quelquefois que le centre nerveux a pour noyau une petite dureté glangliforme. Ambroise cite deux exemples de guérison de ces maladies, par l'extirpation de ces petits noyaux.

Dans beaucoup d'autres cas, cependant, on n'a rien trouvé de semblable ; ce qui ferait croire que les douleurs nerveuses viennent de toute autre cause. Attendons que des expériences plus réitérées et plus heureuses fixent nos incertitudes sur cet objet important : ce n'est que lorsque les mêmes circonstances se reproduiront dans toutes les hypothèses possibles, qu'on aura découvert la véritable cause de ces maladies ; à moins que l'observateur ne soit mis en défaut, par la variété des causes qui les produisent.

47. Dans l'Encyclopédie par ordre de matières, partie *chirurgie*, article 2, page 400, on trouve une idée assez juste de ces maladies, dans la description de la douleur nerveuse des mâchoires.

On y observe judicieusement que cette

douleur n'est pas la même que celle des dents ; qu'elle peut se fixer sur diverses parties de la mâchoire ; qu'on a tenté de la guérir, soit en arrachant les dents, soit en incisant et cautérisant les points douloureux ; mais que toutes ces tentatives ont été également infructueuses, sans doute parce que la douleur dont il s'agit n'est pas l'effet d'une maladie organique de la partie, mais qu'elle dépend d'une affection purement nerveuse.

Ce qui confirme cette opinion, c'est que le mal est souvent excité ou entretenu par quelques affections de l'ame. Hunter en a vu un exemple frappant chez une jeune personne.

Le retour périodique des symptômes qui se présentent, presque toujours de la manière la plus régulière, à des époques déterminées, tend aussi à prouver la justesse de ces observations.

48. Nous soignons deux personnes octogénaires, atteintes de pareilles douleurs, et qui confirment tout ce qui est rapporté dans l'article précédent. Ces deux individus sont encore forts et robustes, ce qui prouve que ce mal leur est salutaire. Un des deux, qui est une femme petite et maigre, a été exposée à contracter des maladies graves, qui se sont dissipées dans peu,

par l'apparition de la douleur aux mâchoires, accompagnée d'une salivation limpide; ce qui prouve encore que ce mal est curatif d'autres maux. Chez l'un et l'autre, la douleur se renouvelle par intervalles , mais particulièrement quand le corps ou l'esprit sont affectés de quelques accidens particuliers : cette dernière circonstance, surtout, ne permet pas de douter que la douleur ne soit ici préservative de quelque maladie plus grave peut-être.

Du reste, chez ces deux malades, le mal des mâchoires n'a pris un caractère décidément nerveux ou goutteux, qu'après l'âge de cinquante-trois ans ; car avant, c'était un mal aux dents ordinaire d'abord fluxionnaire : dans l'enfance ; puis, fluxionnaire sanguin dans l'adolescence ; ensuite carie sèche, légèrement fluxionnaire ; enfin goutteux.

Dans la famille de l'un de ces malades, il y a un vice rhumatique; dans la famille de l'autre, un vice fluxionnaire pituiteux.

Nous avons un autre malade atteint d'une dartre à la tête, qui alterne avec la douleur des mâchoires : quand l'un de ces maux se fait sentir, l'autre disparaît. Il nous est arrivé de voir cette personne sentir des picotemens et avoir une éruption le matin, et le soir souffrir de la douleur des mâchoires; ce qui prouve bien que c'est la même cause qui agit.

Un des caractères particuliers de cette maladie, c'est de ne jamais fournir du pus, quand elle est parvenue à son degré purement nerveux.

49. Nous ne connaissons aucun moyen qui puisse provoquer ce genre de maladies. Nous sommes même éloignés d'en tenter aucun, d'après l'exemple des suites fâcheuses, occasionées par des blessures faites avec des instrumens sur les points où ces douleurs ont coutume de se produire.

Nous avons soigné trois jeunes gens, d'une plaie faite avec un instrument pointu dans la partie du genou où siége ordinairement la douleur nerveuse ou goutte sèche. Tous les trois furent atteints de douleurs si vives, sans beaucoup d'engorgement, que leur vie fut plus d'une fois en danger. Tous furent malades pendant des années entières, et n'ont échappé à la mort, qu'à force de soins, et en restant estropiés de la partie offensée.

50. Si l'art ne peut provoquer les douleurs sèches, il peut, du moins, diriger l'effet de celles qui existent déjà; ainsi, par exemple, lorsque,

pendant l'intervalle d'une douleur à l'autre, il s'introduit un principe morbifique accidentel, on peut en arrêter les progrès, le détruire même, en excitant l'ancienne douleur.

Un maître d'écriture était sujet à la sciatique. Cette douleur ne se faisait pas sentir depuis long-temps, lorsqu'il fut atteint d'accès de fièvre. Cette dernière maladie ayant résisté au traitement ordinaire, nous appliquâmes un épispastique sur la partie de la cuisse où se faisait sentir l'ancienne douleur ; la fièvre d'accès s'arrêta. Depuis, la personne jouit d'une bonne santé. Cette méthode nous a réussi dans une infinité de circonstances, tant pour les accès de fièvre que pour d'autres maladies.

51. Il est des cas où l'on peut détruire la douleur par la douleur même : Hypocrate nous dit que les douleurs froides se guérissent par des douleurs plus vives. Ainsi, toutes les fois qu'une douleur sèche s'éternise, faute de réaction ou d'action successive, le moyen d'en abréger le cours consiste à exciter et à augmenter cette douleur. On parvient quelquefois à produire cet effet, par le régime tonique, par l'usage du vin et des liqueurs, par l'exercice, les frictions, les

passions vives ; au défaut de ces moyens on emploie un sinapisme actif.

52. Lorsque, dans un individu, il existe plusieurs centres de maux nerveux, on peut les
guérir tous, en excitant l'un d'entr'eux. Dans
ce cas, on donne toujours la préférence à ceux
qui ont le plus de rapport avec les parties affectées ; ainsi, dans les paralysies, il faut exciter le
point de douleur le plus voisin du mal : s'il y
a des engorgemens pituiteux à la tête, il faut donner la préférence aux centres supérieurs ; tandis
qu'au contraire , il faut porter les excitations
dans les centres inférieurs, quand il y a faiblesse
des jambes.

53. Pour rappeler une douleur éteinte, il
faut demander aux malades les causes qui la
renouvellent le plus fréquemment , et chercher
d'abord à faire reproduire ces causes.

Nous avons observé que ceux qui ont le siége
d'une douleur nerveuse aux yeux, la sentent renouveler par le grand jour, la fumée, la lecture
des petits caractères, l'usage du vin. Ceux qui
ont leur douleur aux mâchoires, en souffrent
quand ils s'exposent au froid et à l'humidité,
et lorsqu'ils mangent des choses froides ou
acides. La douleur sèche de l'anus se fait sen-

tir quand on fait usage du sel, du poivre, de truffes, des artichauts, etc.

54. Pour diriger les affections d'une manière convenable, il faut s'informer encore avec les malades, quel est le degré d'activité de leur douleur, le temps qu'elle dure, la manière dont elle se termine, quelle est l'espèce de crise qui s'ensuit; car c'est d'après ces renseignemens positifs qu'il faut fixer les indications, et les suivre de manière que tout tende à rétablir l'ordre tracé par la nature.

55. Quand on renouvelle ces maladies pour guérir d'autres maladies, il faut observer ce qui est curatif par ce moyen, et ce qui ne peut pas l'être; car il est des circonstances où l'on doit avoir recours à des moyens auxiliaires pour obtenir un plein succès.

Il est même des cas particuliers où la douleur doit être provoquée par des moyens étrangers aux causes qui la produisent, et qui exigent un traitement particulier; tels sont ceux où la douleur devient périodique par l'effet des vapeurs des marais, et où elle est causée et entretenue par un levain dans l'estomac. Dans le premier cas, on emploie le quinquina; et dans le second, un vomitif.

56. Il peut se présenter des circonstances où la douleur fixe soit entretenue par un vice local, sans qu'il y ait aucune partie du corps affectée, de manière à avoir besoin de sa durée. Alors cette douleur peut se guérir sans danger, quand la chose est possible; et elle l'est en effet, dans le cas où il existe quelque petite dureté glangliforme dont on fait l'extirpation, à l'exemple d'Ambroise Paré : ou bien on la détruit par l'application du moxa, de la pierre à cautère, ou autrement.

Nous avons fait remarquer dans le n° 19 de la première partie, que les personnes atteintes de maux nerveux pouvaient soutenir les plus grandes abstinences sans danger pour leur vie même sans perdre leur embonpoint. Tout le monde sait que les gens passionnés oublient quelquefois de remplir les fonctions les plus importantes de la vie : l'état de spasme produit le même effet, ainsi que la douleur aiguë.

Quant à cette dernière modification de la sensibilité physique, nous ferons observer qu'il est des maladies où la seule douleur soutient les forces de la vie, et qu'alors il est dangereux de l'éteindre, si l'on n'a pas quelque équivalent.

10.

pour la remplacer : nous citerons, pour preuve de cette opinion, les faits suivans :

Le père d'un militaire distingué souffrait d'un embarras dans la vessie, depuis deux ans. Le cours de ses urines s'étant supprimé, on lui plaça une sonde de gomme élastique. Les douleurs cessèrent, mais le corps tomba dans un tel état de débilité que rien ne put en relever l'énergie ; il fallut ôter la sonde et laisser le malade en souffrance pour le rétablir. En plaçant la sonde à certains intervalles, et le laissant souffrir dans d'autres, on parvint peu à peu, et dans trois mois de temps, à dissiper des enflures des jambes, des frissons passagers, des débilités d'estomac : lorsque ses forces furent bien rétablies, on ne mit plus d'intervalle d'une sonde à l'autre. Par cet artifice le malade parvint à voir rétablir sa santé.

Une dame avait eu une gale invétérée repercutée, qui fut suivie de la sciatique. Long-temps après, ayant éprouvé une grande agitation du corps et de l'esprit, elle sentit une forte commotion dans le bassin ; et dès lors elle ne put rendre ni ses urines ni ses excrémens, malgré un besoin pressant : on lui tira du sang, on la fit vomir ; mais cela ne fit qu'aggraver son mal. Cet état de souffrance dura cinq mois, pendant lesquels on tenta toute espéce de remèdes. Appelé alors, nous trouvâmes une tension de la partie antérieure du vagin, et un si grand enfoncement en arrière, que nous jugeâmes de suite, qu'il y avait renversement ou déviation de la matrice : l'ayant ramenée dans sa position naturelle, la malade éprouva un soulagement subit ; mais bientôt ses souffrances qui la soutenaient n'existant plus, elle périt de faiblesse, malgré nos tentatives pour provoquer la douleur par des vésicatoires et des sinapismes : ces moyens étaient trop faibles, pour remplacer l'état souffrant dont elle était sortie.

En 1774, on vit à l'Hôtel-Dieu Saint-Eloi de Montpellier, un homme qui resta plusieurs mois dans un état de catalepsie, sans rien prendre pour se soutenir. Lorsqu'il reprit sa connaissance, il eut à peine le temps de demander un confesseur et d'être administré avant de mourir.

Un particulier fort épuisé, résistait néanmoins, depuis dix ans, aux causes de sa débilité, au moyen d'une douleur aux extrémités inférieures, et qui se fixait, tantôt sur une jambe, tantôt sur l'autre. Pour le soulager dans une de ses attaques de douleurs, on le saigna plusieurs fois, on lui mit les sangsues à l'anus, on le fit vomir. A peine le malade fut-il délivré de sa douleur locale, qu'il tomba dans l'agonie et mourut.

Il est difficile d'expliquer comment les affections nerveuses soutiennent la vie, dans les cas d'abstinence et de débilité; mais comme le fait est incontestable, il faut bien, se garder d'employer, dans ces circonstances, les moyens curatifs : on doit se borner à calmer et à adoucir ces douleurs avec de grandes précautions, si l'on ne veut pas voir périr les malades; ce qui arrivera souvent, à moins qu'on ne puisse provoquer de nouvelles excitations.

Boerhaave étant tombé dans la stupeur par suite de fortes méditations, en fut guéri par des douleurs.

Zimmerman a observé que les paralysies qui viennent à la suite des attaques d'apoplexie, se guérissent, si les parties deviennent douloureuses. C'est bien le cas de s'écrier ici, avec un philosophe de l'antiquité: « *douleur tu n'es pas un mal !* »

SECTION IV.

Peut-on provoquer les affections de la faculté motrice, et les diriger d'une manière convenable pour guérir d'autres maladies?

57. Quoique les auteurs entrent dans un grand détail sur les causes des spasmes, des convulsions, de l'épilepsie et autres maladies de ce genre, il serait difficile et peut-être même impossible de mettre ces causes en jeu pour produire de pareils effets.

On voit souvent des personnes qui cherchent à contrefaire les épileptiques; mais les gens de l'art dévoilent bientôt ces fourberies. Dans une attaque d'épilepsie, le malade perd le sentiment et la pensée; l'action éteint ces deux sensations, parce qu'elles émanent d'une même origine et que lorsqu'une des facultés domine évidemment les deux autres, celles-ci ne se manifestent plus par aucun acte extérieur.

58. Il en est des spasmes et des convulsions, comme de la douleur nerveuse. L'art ne peut espérer de les produire, mais seulement d'en régler les mouvemens; encore même le triomphe de l'art sur la nature n'est pas toujours possible.

Cependant, il est des cas où l'on peut apporter quelque changement à l'état du malade : c'est lorsque les causes sont connues et accessibles. On a vu des convulsions survenues par l'effet des vers dans l'oreille, dans les intestins, qu'on détruit ensuite par des contre-vers.

Dans les cas même où les causes sont inconnues, on a porté de grands changemens dans les attaques, en provoquant une douleur très-vive, en usant d'une potion calmante. On a encore assez souvent réussi, par l'aspersion de l'eau froide sur la figure, et par des vomitifs, quand ces accidens paraissent occasionés par une surcharge d'alimens sur l'estomac.

59. Si l'art manque de moyens pour provoquer le spasme, les convulsions, l'épilepsie, il a en revanche une infinité de moyens pour provoquer l'action volontaire des muscles. Or, comme nous avons déjà observé que les convulsions et la syncope étaient de puissans moyens que la nature emploie pour guérir les maladies, on peut, à son imitation, employer le mouvement et le repos ; c'est ce qu'Hippocrate conseille. Le corps, dit-il, se purifie par les courses et le repos.

Quant à l'exercice et au repos, il y a mille

moyens de placer le corps dans l'un ou l'autre de ces deux états. A l'égard de la syncope, on pourrait la produire par l'asphixie, ou par la saignée : dans le premier cas, on borne l'effet asphixiant à un degré convenable; si on emploie la saignée, il faut user de grands préparatifs pour intimider le malade, et le tenir debout ou assis pendant l'opération.

60. Hippocrate nous parle d'un médecin de son temps qui se servait de ce moyen, mais qui ne l'employait pas à propos. « Prodic, dit-il, accablait ses malades fébrilitans par de longues promenades, par des exercices à la lutte, et par des fumigations : en quoi il avait tort; la maladie ne veut rien de tout cela. » Hippocrate ne nous apprend point sur quelle raison ce médecin fondait sa pratique.

61. Les affections de l'ame sont sans doute celles sur lesquelles l'art a le moins d'empire; et cependant il n'en est point qui soient plus dignes de l'attention du médecin : car, outre les effets qui résultent de leur action particulière, ces affections provoquent aussi celles du sentiment et du mouvement; de sorte qu'il n'est guère permis à l'homme de l'art, de provoquer les affections des nerfs, qu'autant qu'il sait

mettre en jeu les passions, et les diriger de manière que leur action et leur réaction s'étendent
sur les parties où il convient de transporter
leurs influences.

62. Cette dernière observation nous conduit
à revenir sur ce que nous avons dit des affections nerveuses en général : que, quels que soient
leurs centres, naturels ou accidentels, elles vont
toutes correspondre à un centre d'unité; que
ce centre d'unité a des correspondances avec
toutes les extrémités sentantes des nerfs; que
l'impression qu'il en reçoit provoque des réactions sur toutes les parties; que les plus faibles
comme les plus sensibles sont celles qui en
éprouvent les plus grandes influences. D'où il
suit qu'une excitation quelconque, quelque
éloignée qu'elle soit de la partie affectée, y porte
néanmoins ses influences, par cette chaîne non
interrompue des affections nerveuses.

63. Il est inutile d'avoir recours à d'autres
causes que celles de cette correspondance, pour
expliquer toutes les espèces de sympathies tant
naturelles qu'accidentelles, et pour prouver en
même temps que l'excitation d'une partie, en
réveillant toute l'action du système nerveux,
influe sur celles qui sont malades.

64. En considérant le système nerveux comme organe de la pensée, du mouvement et du sentiment, il est facile d'expliquer les irrégularités qui ont lieu par l'action d'une faculté sur une autre.

C'est ainsi que, dans les cas d'un centre nerveux aux hypocondres, à la région épigastrique, à la matrice, les malades éprouvent, pendant leurs accès de douleur, des pensées extraordinaires et des mouvemens irréguliers; comme à leur tour ces centres se réveillent, lorsqu'il survient quelque affection de l'ame, ou quelque vive agitation du corps.

Par cela seul qu'on a reconnu que l'état des viscères du bas-ventre, en concentrant une affection nerveuse, avait donné lieu à la folie, quelques auteurs se sont imaginé qu'il en était toujours de même; mais l'observation prouve que des centres nerveux formés ailleurs pouvaient produire le même effet.

65. Il n'y a pas de doute que chaque partie du corps ne puisse devenir, soit par habitude, soit par maladie, le centre d'un point nerveux; et que, relativement à la fonction de cette partie du corps, son action sur le centre nerveux ne produise des impressions différentes. L'ame,

à son tour, excitée par l'impression des corps extérieurs, réveille certaines idées, et ces idées provoquent l'action des organes dont les fonctions correspondent à ces idées. Or, s'il en est ainsi, nul doute qu'on ne puisse provoquer une sensation de deux manières ; nul doute qu'au moyen de cette provocation, l'on ne puisse déterminer des mouvemens particuliers dans le système général, par le choix que l'on peut faire des divers organes soumis à cette sensibilité.

66. Il serait aussi curieux qu'utile de réunir toutes les observations relatives à l'effet des impressions de certains organes, à leur manière particulière d'agir sur le centre nerveux, et à l'espèce de réaction qui en résulte.

On connaîtrait ainsi, relativement à chaque organe, la manière de sentir et de recevoir les impressions, les effets qui en dérivent, les circonstances qui en modifient l'action, et celles qui l'augmentent ; mais ce travail, trop étendu en lui-même, ne peut trouver sa place ici : il serait pourtant essentiel qu'un observateur instruit s'y livrât avec soin ; ce serait un guide sûr pour les praticiens, dans la partie la plus difficile de l'art de guérir.

SECTION V.

Peut-on provoquer les maladies locales, les évacuations habituelles, et les diriger d'une manière convenable, pour guérir d'autres maladies.

67. Les maladies qui affligent l'espèce humaine portent sur les solides ou sur les fluides. Les premières se divisent comme les divers systèmes organiques, et les secondes présentent autant de variétés qu'il y a de fluides différens.

Ces divisions sont inutiles à l'objet de notre ouvrage, exclusivement relatif aux maladies curatives d'autres maladies. Or, comme nous ne connaissons que deux genres d'actions qui produisent cet effet (l'action fébrile et l'action nerveuse), quoiqu'il puisse y en avoir bien d'autres, nous nous bornons à cette seule division.

A l'égard de la fièvre, nous n'avons présenté que quelques idées générales sur ses effets salutaires et curatifs, cet objet ne devant point être traité dans ce Mémoire.

Dans la section précédente, nous avons traité

de l'action nerveuse essentielle et sans matière; il nous reste à la considérer comme locale , mélangée et compliquée.

68. Comme il y a des nerfs dans toutes les parties du corps, on peut dire, à la rigueur, qu'il n'y a pas de maladie locale où les nerfs ne jouent un rôle plus ou moins important; ce qui fait que les observations sur le système nerveux ont toujours un rapport quelconque avec les moindres maladies.

Les affections des organes ont presque toutes ce caractère dominant, qu'elles sont accompagnées d'affections du système nerveux; celles des pieds, des mains, du fondement, des dents, ne leur sont pas inférieures en douleurs aiguës. Parmi les autres parties, il en est qui sont plus ou moins sensibles, et ce qu'il y a de plus remarquable, c'est que le cœur et le cerveau sont les parties dans lesquelles les maladies locales se trouvent le moins compliquées d'affections nerveuses.

69. Cela posé, si l'on considère que les maladies de nerfs ne sont pas des maladies dangereuses; que leur manière d'être est relative aux parties affectées et à l'espèce d'affection morbifique; que la douleur altère le mal; qu'en con-

séquence plus un mal est éloigné des organes essentiels à la vie, et plus il est salutaire ; on en conclura que la seule action nerveuse, si elle pouvait être maîtrisée, offrirait à l'homme un moyen presque assuré de prolonger ses jours. En effet, nous voyons que presque tous ceux qui vieillissent ont eu ou ont quelque égout particulier, quelqu'infirmité locale qui les a sauvés d'autres maux plus dangereux : mais ces maux, que la nature organise, peuvent-ils être provoqués ?

70. Nous sommes obligés de le répéter ici ; l'art ne pourra jamais organiser un point fixe d'irritation, une maladie habituelle telle que la nature nous l'offre : il pourra bien faire quelque chose qui en approche ; mais imiter parfaitement la nature, est ici une chose impossible.

En effet, comment faire naître un dartre, un bouton, une verrue, la goutte, le mal aux dents, et une infinité d'autres maux semblables ? On pourra provoquer une irritation, une écorchure, une plaie, la vaccine, la petite vérole, la gâle, mais ce ne sera jamais la même chose, parce qu'on n'aura pas mis en jeu les causes secrètes que la nature fait agir.

71. Si l'art ne peut imiter qu'imparfaitement

la nature, il peut l'interroger, l'exciter, quand elle lui a montré le chemin qu'il a à suivre, en lui indiquant les maladies existantes, par celles qui ont précédé; car quelque parfaite que soit son organisation, il n'y a pas d'homme qui n'ait une partie faible, une partie malade, un point fixe d'irritation. L'homme de l'art doit prendre ce point de vue pour guide.

Lorsque ce point de vue manque, la science vient à son secours par les découvertes anatomiques, physiques et pathologiques, d'après lesquelles, à la faveur de divers moyens, on peut attirer avec succès un mal sur une partie, de préférence à toute autre.

72. La première règle à observer, dans la provocation des maladies salutaires, consiste à les diriger dans le sens que la nature leur a donné ; de cette règle en dérive une autre, c'est de ne pas s'abandonner au hasard : si l'on a un choix à faire, lorsqu'il y a plusieurs points fixes d'irritation, on doit toujours préférer celui qui a le plus de moyens d'opérer un bon effet, avec le moins d'inconvéniens.

73. Une autre règle consiste à diriger ces maladies, de telle sorte qu'elles parcourent leurs degrés successifs d'une manière régulière. Pour

obtenir ce résultat, on seconde les effets de la nature par des moyens qui aident la révulsion, le travail local, le dégorgement ou la résolution; enfin, on irrite, quand il le faut, le mal salutaire; ou bien l'on adoucit, l'on calme les parties malades qu'on veut dégager.

74. Pour obtenir le meilleur effet possible d'un mal salutaire, il faut avoir égard à la maladie pour laquelle on l'emploie; car si c'était une de celles qui se guérissent dans un temps donné, on pourrait la laisser guérir d'elle-même; mais si c'est un mal incurable, on prend des précautions, pour que le mal salutaire soit également stable : en un mot, il faut que la maladie artificielle ou créée marche toujours de front avec la maladie réelle qu'on veut détruire ou paralyser.

75. Lorsqu'il existe une partie faible ou même plusieurs points fixes d'irritation, placés sur des parties peu propres à recevoir le travail d'une maladie, il faut en établir une autre ailleurs.

76. Soit qu'on provoque un mal déjà préexistant, soit qu'on en détermine un artificiel, il faut toujours consulter la nature des maladies existantes, la constitution de l'individu, son âge et son sexe; les maladies qui ont précédé, et

11

une infinité d'autres circonstances qu'une pratique éclairée doit indiquer.

77. Chaque maladie a sa manière d'être, ses
symptômes particuliers, sa régularité dans ses
paroxismes ; de sorte que, relativement à l'espèce des maladies, il faut employer des moyens
particuliers à chacune d'elles.

Nous avons indiqué ce qu'il convient de faire
dans les affections nerveuses essentielles ; la
même chose peut se faire à peu près dans les
autres maladies composées, quand l'affection
nerveuse y domine, en observant toutefois de
varier les moyens, suivant les circonstances.

Ainsi, par exemple, lorsqu'on veut détruire
l'existence d'un spasme humoral, sur la partie
qui en est affectée, comme dans les cas de douleurs froides, on applique un sinapisme sur cette
partie, afin de guérir la douleur par la douleur.

Si, au contraire, on veut dissiper la douleur
d'une partie, par son transport sur une autre,
on choisit une partie disposée à cet effet, sur laquelle on fait la même application, ou une autre
équivalente.

Si la maladie existante est une de celles qui
tendent à la débilité séreuse, au lieu de sina-

pismes, on emploie les vésicatoires répétés et multipliés.

Enfin, si la maladie existante est de la classe des cachexies purulentes, au lieu de sinapismes et de vésicatoires, il faut ouvrir le tissu des chairs, pour y introduire des trochisques, qui provoquent la suppuration.

Telles sont à peu près les vues générales que présente la nature des maladies; mais il en est d'autres particulières qui naissent des circonstances de chacune d'elles; car les unes tendent au dehors, les autres au dedans : celles-ci affectent plus particulièrement une partie, un système organique, un fluide particulier; d'où il résulte que tantôt il faut favoriser le développement d'une maladie dans sa marche, et que d'autres fois il faut en provoquer une autre ailleurs.

78. Lorsque l'affection nerveuse est occasionée par une humeur fluxionnaire, ou qu'elle se trouve compliquée d'une maladie de cette espèce, il en résulte des maux graves.

Si les fluxions sont sur des parties convenables, il faut les résoudre sans déplacement, par des moyens analogues; mais si elles se portent sur des organes précieux à la vie, il faut les détourner ailleurs. Les fluxions se placent ordinairement sur les yeux, le nez, les oreilles, le cou, la bouche, l'arrière-bouche, la poitrine, les jambes. La goutte humide et toutes les douleurs avec engorgement sont de cette espèce.

On active les fluxions froides, on modère celles qui pèchent par excès ; on en provoque d'artificielles, par des lotions, des parfums, des titillations : celles de l'arrière-bouche sont les plus convenables dans les fluxions supérieures ; comme la goutte ou l'engorgement des jambes dans les inférieures. Les évacuations, le régime, les courses et le repos, employés tour à tour et à propos, sont de puissans auxiliaires dans ces circonstances.

79. L'affection nerveuse, comme nous l'avons déjà fait observer, prend des caractères et des formes analogues aux principes morbifiques, et aux parties où se forment les centres nerveux artificiels. Or, comme nous avons exposé la manière dont chaque centre nerveux communique avec le cerveau, et celui-ci avec toutes les autres parties, il n'est plus question que de déterminer la manière particulière d'agir de chaque maladie, pour y adapter la méthode générale des provocations des maladies.

80. Puisque les maladies nerveuses ne sont

pas dangereuses par elles-mêmes, ce serait faire une grande découverte que de trouver le moyen d'attirer sur ce système, des maux qui sont dangereux ailleurs. Mais, malheureusement, personne n'est encore parvenu à provoquer un véritable point fixe d'irritation.

81. La nature nous offre des exemples frappans de ces heureux effets des points fixes d'irritation ; on voit évidemment que par leur secours la vie est sauvée de mille dangers, mais l'art n'a que de faibles moyens pour l'imiter.

En effet, qu'est-ce qu'un cautère, auprès d'un mal aux dents ? il n'y a pas de parité à établir : l'un est un centre nerveux, l'autre n'est qu'un simple égout.

Si nous ne pouvons imiter la nature dans ces sortes de maladies, ne perdons pas du moins, les avantages qu'elle nous procure ; et avant de guérir un mal aux yeux, aux oreilles, au fondement ou ailleurs, voyons si ce n'est pas un centre nerveux qui tient en échec une maladie plus dangereuse. La matière morbifique se jette quelquefois sur les yeux, les dents, le nez : or, cette matière, que devient-elle quand on la chasse de ses foyers ?

82. On a observé que ceux qui mènent une

vie active sont bien moins exposés aux maladies chroniques que les autres ; c'est que chez eux, les centres nerveux ayant plus d'activité, les affections en sont aussitôt chassées. La goutte est rarement une maladie de l'homme de travail. Ce que fait l'exercice dans l'économie animale, la douleur, le point fixe d'irritation l'opèrent de même. Or, si l'un supplée en partie à l'autre, l'art, ne pouvant organiser un centre nerveux, il peut le remplacer, en soumettant les malades à l'exercice ou à toute autre provocation nerveuse.

Cependant, comme la santé dépend du juste équilibre de ce qui constitue l'organisation de l'homme, il faut, pour maintenir cet équilibre, exercer tour à tour la pensée, le mouvement et le sentiment ; sans quoi, l'une des facultés venant à dominer l'autre, l'équilibre se perd, et avec lui la santé.

83. Les affections nerveuses ont des rapports immédiats avec tous les systèmes organiques, mais surtout avec le vasculaire sanguin. Le mélange de ces deux systèmes, dans toutes les parties, indique qu'il existe entre eux la liaison la plus intime. Lorsqu'un centre nerveux entre en irritation, le tube des veines diminue et se

serre. Au contraire, lorsqu'il est à la fin de son
paroxisme, les veines se dilatent; on voit plusieurs centres nerveux, mêlés de veines gorgées,
comme les hémorroïdes. On a observé que les
veines des jambes, et le cordon des vaisseaux
spermatiques mettaient fin quelquefois à des
maux nerveux, même à la folie : nous en avons
plusieurs exemples; mais la manière dont ces
phénomènes s'opèrent est si cachée pour nous,
qu'il n'est pas en notre pouvoir de les provoquer.

84. Ici l'expérience offre beaucoup trop de
dangers pour qu'on doive même tenter de l'acquérir. En mettant des bornes à notre intelligence, l'auteur de notre être nous a condamnés
à voir autour de nous et en nous-mêmes, des
mystères impénétrables. Tous les moyens de
l'art, dans les maladies locales, consistent à
provoquer des douleurs, des irritations, des
égouts et des évacuations de toute espèce : encore faut-il, pour obtenir quelque succès de ces
moyens, avoir, comme nous l'avons dit, des
connaissances bien difficiles à acquérir; car le
même moyen que la nature emploie avec succès,
peut devenir funeste entre les mains d'un praticien inhabile.

85. Lorsque la nature nous ouvre une voie, il est sans doute facile de la suivre; mais quand il s'agit de la frayer soi-même, sans autre guide que la raison, il faut savoir bien apprécier les circonstances qui peuvent influer sur la direction à prendre.

On s'explique aisément pourquoi les ignorans sont si hardis, et les savans si timides : les premiers n'ont rien qui les arrête ; les autres, qui voient les difficultés et les conséquences d'une action douteuse, restent en suspens.

Rien ne paraît plus indifférent que l'application d'un cautère ; et cependant il est des circonstances où les affections morbifiques sont si faciles à mouvoir, que dans quelque lieu qu'on les pratique, les humeurs y prennent leur cours.

Mais si l'on obtient quelques succès par ce moyen, combien de fois n'a-t il pas été inutile et même dangereux ? Il est inutile, lorsqu'il existe un centre nerveux, parce que le centre nerveux reste dominant; il est inutile, lorsque la maladie qu'on veut guérir ou détourner dépend d'un vice organique ; il est insuffisant, quand toute l'habitude du corps est malade ; et il est même alors quelquefois dangereux.

86. Un cautère n'est utile que dans les ca-

chexies purulentes et ambulantes ; la permanence et l'irritation qui l'accompagnent peuvent devenir à la longue un grand moyen de longévité : mais pour qu'il opère cet effet, il faut le placer dans un lieu convenable , et le pratiquer d'une certaine manière.

Il n'est pas toujours indifférent de placer un cautère dans un lieu ou dans un autre : il y a des foyers morbifiques qui sont renfermés dans des cavités, des régions ou des poches cellulaires ; alors il faut avoir le soin d'ouvrir une voie aux humeurs, dans les parties où le tissu cellulaire a le plus d'issues.

Quant à la manière de la pratiquer, il faut pénétrer le tissu cellulaire aboutissant , avec l'instrument tranchant, et y introduire des corps irrritans, pour provoquer la douleur, l'inflammation et la suppuration , qu'on entretient dans la suite.

87. On peut en dire autant des vésicatoires dont l'utilité est bien reconnue dans les cacochimies séreuses, les laxites de la peau et même des voies urinaires. Mais il est une foule de cas où leur emploi est nuisible.

Une dame avait été guérie du mal aux yeux , par un cautère. A l'époque de son mariage, elle ferma cet égout. A la première couche, elle eut une maladie des plus orageuses. Au lieu de lui rouvrir le cautère du bras, ou mit le vésicatoire aux jambes. Le mal fit de si grands progrès qu'elle en mourut. Avant sa mort, on voyait les traces d'une phlogose qui partait des vésicatoires, et se dirigeait vers la cicatrice du cautère.

Pour obtenir quelque succès des vésicatoires, et en prévenir tous les effets désastreux, il ne faut les employer que lorsqu'ils sont indiqués par la nature de la maladie; et comme leur effet tend à agacer la peau, et à provoquer l'issue des sérosités, il faut les appliquer sur les poches infiltrées, et les renouveler souvent.

88. Il serait aussi inutile que minutieux de détailler tout ce que l'art offre de ressources pour provoquer la plupart des égouts, des excrétions, des évacuations habituelles, et les autres moyens révulsifs; car tout se réduit à des à peu près le plus souvent insuffisans. On peut augmenter quelquefois la sécrétion de la morve, de la salive, des larmes, de la sueur; le vomissement, les évacuations alvines et autres. Mais on ne parviendra jamais à rendre un enfant morveux, s'il ne l'est naturellement; on ne fera pas

que celui-ci sue des pieds, des mains, des aisselles, par habitude. On pourra bien désemplir les vaisseaux par la saignée, mais on ne produira pas les mêmes effets que la nature, dans les pertes périodiques, les hémorragies du nez, etc. L'art fait ici peu de chose; et encore même, pour l'obtenir d'une manière certaine, il faut que le médecin se livre à des études approfondies, et sache profiter des leçons de l'expérience.

SECTION VI.

Peut-on provoquer certains virus de maladies contagieuses, et les diriger à volonté pour guérir d'autres maladies ?

89. Pour provoquer une maladie contagieuse, un vice humoral, il faut que l'individu soit disposé à en être affecté; et l'on sait qu'il y en a qui sont inaccessibles à ces genres de maux. Il y a des personnes qui n'ont jamais la rougeole, la petite vérole, quoique exposées à la contagion, et qui ne pourraient recevoir, même par inoculation, le virus variolique : il y en a qui habitent, qui couchent même avec des galeux, sans prendre la gale ; d'autres qui cohabitent

avec des femmes infectées de la maladie vénérienne, sans éprouver aucun symptôme de cette
maladie.

Enfin, on cite plusieurs exemples de personnes
qui ont communiqué avec des personnes atteintes de maladies épidémiques contagieuses,
même avec des pestiférés, sans éprouver aucun
des effets de ces affreuses maladies : de sorte
qu'on peut dire qu'il est quelquefois impossible
de provoquer les diverses espèces de virus.

90. On lit dans les Nouvelles de la République
des Lettres (février 1687, page 176) qu'une
servante hollandaise avait été confinée dans un
jardin, parce qu'on remarqua trois grands char-
bons sur son corps, durant l'horrible peste de
1636; elle ne songeait qu'à se disposer à la mort,
quand un jeune homme qui l'aimait, lui donna
pour tout remède les embrassemens les plus
tendres ; et comme il vit qu'ils étaient de quelque secours, il eut soin, pour les mieux réitérer,
d'aller coucher toutes les nuits avec cette pes-
tiférée : elle guérit parfaitement; et quant à
lui, il ne s'en trouva incommodé en aucune
manière.

Ainsi, il y a, comme on vient de le dire,
des personnes qui s'exposent à contracter les

maux les plus contagieux, sans en éprouver la moindre atteinte ; ce qui prouve évidemment que, pour contracter une de ces maladies, il faut y être disposé.

91. Dans le cas où l'individu serait disposé à contracter une maladie de ce genre, rien ne garantit l'effet qu'elle pourrait produire sur lui ; car souvent la plus légère maladie entraîne les plus grands désordres dans l'économie animale, et peut même donner la mort.

Tout le monde convient que la petite vérole n'est pas une maladie dangereuse par elle-même ; et cependant elle a été long-temps l'une des causes les plus actives de la destruction de l'espèce humaine. L'inoculation de cette maladie, pratiquée avec le plus de précaution possible, n'était pas sans danger ; et la vaccine elle-même, ce venin si doux, provoque quelquefois des inflamations alarmantes, des ulcères rongeurs qu'on a de la peine à guérir. Nous avions procuré du vaccin à un officier de santé ; nous apprîmes, peu de temps après, que, parmi les enfans qu'il avait vaccinés, deux étaient morts des suites de cette opération.

92. On croit assez généralement que la petite

vérole est une maladie dépuratoire ; cela peut être vrai quelquefois, mais ce n'est pas un remède sûr, puisqu'il occasione par fois la mort du malade. Ce que nous disons de la petite vérole peut s'appliquer au plus grand nombre des maladies épidémiques contagieuses ; car souvent il ne faut qu'un accident peu grave en lui-même, pour occasioner les plus grands désastres.

S'il y avait un moyen sûr de connaître les dispositions intérieures de chaque sujet, on pourrait faire un choix des personnes chez lesquelles l'inoculation d'un vice humoral produirait sans doute des résultats heureux : mais ici tout trompe, ou du moins tout est incertain ; car on voit souvent les plus faibles constitutions résister à de graves maladies, tandis que des tempéramens robustes y succombent.

Toutefois, ces observations ne s'appliquent qu'aux maladies de ce genre, à l'égard desquelles on voudrait tenter de nouvelles expériences : elles n'ont aucun rapport à l'inoculation de la petite vérole, ni à l'insertion de la vaccine. La première a présenté long-temps d'assez grand avantages ; et la vaccine a des propriétés trop bien constatées, par une expérience de ving années, pour que les hommes de l'art ne cherchent pas à propager cette belle découverte de l'esprit humain.

93. Quant aux vices, aux cachexies particulières qu'on voudrait provoquer pour guérir d'autres maladies ; en supposant de telles provocations possibles ; en supposant qu'un vice dût toujours en détruire un autre, comment s'assurer que celui qui existe a un caractère particulier, et que celui qu'on voudrait donner comme moyen curatif est dans un état de pureté propre à remplir cé but.

Une telle certitude est presque impossible à acquérir, car il y a des gales sans vice galeux, des dartres sans vice dartreux. On voit tous les jours des écoulemens gonorrhéiques, des bubons, des chancres, sans qu'on puisse soupçouner un vice vérolique. Tant qu'on n'aura pas une connaissance bien certaine d'un virus, comme de celui de la petite vérole et de la vaccine, il ne sera jamais au pouvoir de l'art d'en faire un emploi utile, et qui n'expose aux plus grands dangers.

94. Outre ces difficultés, il y a encore des inconvéniens qu'il serait impossible d'éviter. En effet, quel est celui qui peut se flatter de

guérir radicalement un vice contagieux ou humoral, après l'avoir introduit.

Ce vice peut devenir la cause d'un grand nombre d'autres maladies : d'ailleurs, en introduisant un vice nouveau, est-on sûr d'en diriger l'action sur les organes qui lui sont propres ?...... Non, sans doute ; et puisqu'un mal attire un autre mal, le mal existant ne peut-il pas attirer le nouveau ? et alors, au lieu de se dissiper, il deviendra plus pernicieux.

Nous ne nions pas que la gale ne puisse produire quelquefois de bons effets, mais ces effets ne sont ni sûrs ni constans ; nous l'avons employée quelquefois avec succès, dans des cas désespérés ; mais le plus souvent elle n'a produit aucun résultat satisfaisant.

95. Si nous prenons en considération la manière dont certaines maladies virulentes guérissent ou détournent d'autres maladies, nous trouverons qu'elles ne produisent cet effet qu'en provoquant une forte irritation sur une partie sensible, irritation qui altère d'autres foyers existans. Or, comme cet effet peut être produit par une maladie artificielle, il n'y a pas de doute que ce dernier moyen ne soit préférable : premièrement, parce que la provocation et la di-

rection en sont plus faciles ; en second lieu,
parce qu'il ne laisse pas de vice impur, dont il
faut toujours se méfier.

La méthode proposée récemment d'introduire un vice pour guérir un autre vice, nous
paraît donc devoir être écartée dans la pratique,
si l'on en excepte la vaccine et quelques cas
extraordinaires.

96. Quand on emploie la vaccine, dans la
double intention de préserver de la petite vérole, et d'améliorer le tempérament, il faut
activer l'éruption artificielle, la multiplier et
la faire dégénérer en cautère.

Quant aux cas extraordinaires, le seul vice
qu'on peut employer avec quelque succès, est
le vice galeux : quelques-uns pensent que ce
moyen est propre à régénérer un vice galeux
dégénéré; d'autres croient que la gale n'est utile
qu'en provoquant une irritation de la peau.

Nous pensons, en outre, que la gale est un
vice qui s'attache plus aux nerfs qu'à toute autre
partie; c'est sous ce rapport que nous admettons
sa salubrité. Pour cet effet, il convient de se
servir de la gale canine qui ne suppure pas, mais
qui donne une sérosité limpide. Ce qui nous
porte à l'adopter de préférence, c'est que les

affections nerveuses se terminent souvent par des boutons qui sont en tout semblables à ceux de cette gale. Elle se manifeste quelquefois dans les armées, par suite de frayeurs involontaires, ou des troubles de l'esprit.

97. Si, d'un côté, les affetions nerveuses, et particulièrement celles de l'ame, se terminent par des éruptions spontanées qui ressemblent à la gale; si, d'un autre côté, la gale née par contagion, et lorsqu'elle a été mal soignée ou répercutée, donne lieu souvent à des affections nerveuses, il doit y avoir une certaine analogie entre ces maux. En effet, nous pourrions citer une infinité de personnes chez lesquelles des gales spontanées ont été occasionées par des affections de l'ame; et des affections nerveuses provoquées par des gales répercutées.

Nous nous bornerons aux faits suivans : un étudiant en médecine fut visité la nuit par des voleurs ; pendant qu'ils spoliaient ses effets, il fit semblant de dormir, et joua son rôle à merveille, quoique les voleurs lui eussent porté, à diverses fois, la lumière sous les yeux. Sa frayeur fut telle, que le lendemain il fut tout couvert de boutons de la même nature que ceux de la gale.

Un jeune homme , arrivant à l'armée, fut couvert d'une gale spontanée, à la suite d'une forte frayeur qu'il eut en voyant les ennemis : on voulut guérir cette gale ; il devint fou, et est resté depuis imbécile.

Nous avons vu un grand nombre d'enfans au berceau , couverts de boutons pour avoir reçu le lait de leur mère, à la suite d'une colère ou de toute autre affection violente.

Une femme croyant voir noyer son enfant, fut couverte le lendemain de boutons.

98. Ainsi , il est certain que la gale spontanée (car dans tous les cas dont nous venons de parler, les boutons présentaient ce caractère) peut naître des affections de l'ame. Voici maintenant des faits qui prouvent que la gale donne lieu aux maux de nerfs , quand elle est mal guérie.

Un officier de cavalerie passant dans une commune avec son corps, fut atteint d'une attaque de folie, quoiqu'il n'eût jamais été sujet à cette maladie ; mais il avait eu une gale qu'on avait mal guérie. Il prit des bains chauds qui firent reparaître la·gale, et il guérit ainsi de sa folie.

Madame V....... avait eu la gale dans son

12.

enfance. Depuis elle en avait toujours quelque vestige que l'on guérit et que l'on remplaça par un cautère. Cet égout ayant été supprimé, elle devint folle. On la guérit ensuite par des bains chauds.

La nommée * * ayant été mal guérie de la gale, est depuis sujette à la migraine, à l'odontalgie et à l'hystérie.

99. Si, d'après ces exemples, il est prouvé que la gale se combine avec les affections nerveuses, il est naturel de la mettre au rang de ces affections. En effet, puisqu'on doit comprendre dans la classe de ces maladies, toutes celles qui affectent le sentiment, elle doit y tenir un des premiers rangs, sous ce rapport qu'elle affecte le tact, l'un des principaux organes. Le prurit, la démangeaison, la cuisson, qui acccompagnent toujours des maux cutanés, ne laissent aucun doute sur le caractère nerveux de cette maladie.

100. Si la gale est une maladie nerveuse, si les maladies nerveuses ne sont pas dangereuses, si elles attirent des foyers morbifiques, il s'ensuivrait que la gale serait un des plus puissans moyens à employer pour détourner les

affections morbifiques qui menacent les principaux organes de la vie.

Il n'est point douteux en effet que la gale ne
produise quelquefois des changemens avantageux dans l'économie animale; c'est un fait qui
était constaté depuis long-temps, et d'après
lequel M. Muchel, médecin de Berlin, imagina
cette ingénieuse méthode de la provoquer.
Comme les auteurs qui sont venus ensuite ont
parfaitement bien développé cette matière,
nous nous bornerons à rapporter le fait suivant,
comme un des plus remarquables par les heureux effets que l'art a pu obtenir.

Une dame avait les seins gorgés de plusieurs
glandes squirrheuses'; sa poitrine était en outre
affectée; elle crachait le sang par intervalles,
et presque toujours des matières glaireuses,
ressemblant quelquefois à du pus. Cet état
durait depuis plusieurs années, lorsqu'elle contracta une gale canine. Comme son état parut
s'améliorer depuis sa nouvelle infirmité, nous
fûmes d'avis de la laisser croître. En effet, toute
la surface de son corps se couvrit de boutons;
bientôt les glandes de la gorge disparurent, la
toux, l'expectoration cessèrent. Sa santé se trou-
vant ainsi parfaitement rétablie, nous guérîmes

la gale. Peu de temps après nous eûmes occasion de voir cette dame : elle n'avait jamais
été aussi bien portante ; la gorge avait sa sou-
plesse naturelle , et n'offrait aucun vestige des
glandes qui s'y étaient précédemment formées.

101. Quant aux autres maladies virulentes,
il faut examiner si la nature des simptômes existans peut déterminer une déviation favorable,
et si la maladie par elle-même en est suscep-
tible : dans ce cas on irrite le mal nouveau et
on adoucit l'ancien.

Quand la déviation est résolue, on laisse
agir le nouveau point fixe d'irritation jusqu'à ce
qu'on puisse le détourner lui-même sur un point
plus convenable.

Ces cures né doivent pas être laissées impar-
faites ; il faut les poursuivre jusqu'à ce que le
mal soit fixé d'une manière relative aux deux
vices existans.

Un jeune homme était sujet à des douleurs
de tête, et à quelques absences passagères de la
raison. Il contracta une gonorrhée, qui tomba
dans les bourses. Pendant le fort de la maladie,
le mal de tête fit des progrès, la manie fut ca-
ractérisée par un état sombre, méfiant, craintif
et bruyant tout à la fois. Les bains le calmèrent

peu à peu, de manière qu'à mesure que la maladie vénérienne diminuait, son esprit reprenait son état ordinaire ; ce qui prouve que les symptômes vénériens n'ont aucune influence salutaire sur les désordres organiques. En effet, comme il n'y a de mobiles que les fluides, c'est seulement sur les affections humorales, que ces déviations salutaires ont lieu.

SECTION VII.

Le principe développé dans cet ouvrage, qu'il existe des maladies curatives d'autre maladies, a été reconnu par Hippocrate.

102. En réunissant avec quelque soin les idées éparses dans les ouvrages immortels du père de la médecine, on y trouve la réponse à la question que nous nous étions proposée. Hippocrate a été un des premiers à dire qu'une douleur forte en guérit une faible ; que la manie guérit l'épilepsie devenue habituelle ; qu'une surdité délivre d'une douleur des parties inférieures ; que les toux invétérées guérissent par une tumeur des testicules ; que les convulsions arrêtent la fièvre, le jour même ou le len-

demain ; et qu'à son tour, la fièvre guérit les convulsions ; enfin que les fièvres quartes délivrent des autres maux que le malade pouvait éprouver auparavant.

On, voit d'après ces idées générales, que l'oracle de Cos n'ignorait pas qu'un mal peut guérir un autre mal : on trouve d'ailleurs, dans ses œuvres, mille idées semblables, que ses successeurs n'ont pas assez approfondies.

103. Quelles sont les maladies salutaires ou curatives d'autres maladies? Personne n'en a désigné un plus grand nombre qu'Hippocrate. « La nature, dit-il, guérit les maladies sans avoir besoin de notre ministère ». Il reconnaît par là que les maladies sont curatives de leurs causes. Il nous peint en divers endroits le cours des maladies, les changemens qui s'opèrent, la manière dont les unes guérissent les autres. Il a exposé de la manière la plus précise l'effet des crises salutaires, et comment les maladies changent en quelque sorte de nature, pour prendre des formes différentes.

Les n°s 9 et 10 de son second livre des épidémies renferment un long catalogue de ces maladies, et un avertissement qu'il en est encore bien d'autres. On ne peut rien ajouter à cette description aussi précise que vraie ; la nature y est peinte sous les traits les plus frappans et les couleurs les plus énergiques.

104. On peut invoquer aussi l'autorité d'Hippocrate pour reconnaître en principe la vertu salutaire des affections nerveuses, puisque, ainsi que nous l'avons observé (n° 18 de la 1re partie). il dit que ces maladies ne sont point dangereuses, mais longues. En ajoutant que les convulsions arrêtent la fièvre le jour même ou le lendemain , il nous indique que les convulsions, comme affections nerveuses, peuvent être mises au rang des maladies curatives d'autres maladies , et qu'il est des circonstances où la réaction nerveuse guérit radicalement les maladies fébriles ; comme , dans un autre lieu, il a dit que la fièvre était quelquefois curative des convulsions. Sous ce second rapport nous lui devons également d'avoir appris que les cures s'opèrent, tantôt par l'action nerveuse ; d'autres fois par la fièvre.

105. Ce qu'il dit de certains maux qui délivrent d'autres maux, est d'une justesse admirable , et l'on n'y saurait rien ajouter. « Ceux, dit-il, qui ont des hémorroïdes, ne sont sujets ni à la pleurésie, ni à la péripneumonie, ni à des

ébullitions, ni à des dartres, ni peut-être même pas à la lèpre ; mais lorsqu'ils ont été soignés mal à propos des hémorroïdes, on a vu qu'ils étaient peu de temps après atteints de beaucoup de ces maladies, qui leur sont devenues funestes. Il en est ainsi des autres dépôts, comme des fistules qui guérissent d'autres maladies. Ce qui procure la guérison, si le mal existe auparavant, devient aussi un préservatif contre ce même mal ; l'identité de nature de certains maux fait que quelques-uns d'entr'eux sont un obstacle à ceux qui s'y joindraient. Les parties pour lesquelles on pourrait craindre, se trouvent préserveés par la douleur, par le travail et par le mal de celle qui souffre déjà, ou par toute autre cause ».

106. Si l'on pèse chaque idée renfermée dans ce paragraphe, et si l'on en fait l'application à tous les maux locaux dont nous avons parlé, on aura la connaissance la plus parfaite qu'il soit possible d'avoir de ces maladies.

Qu'on applique ce que dit Hippocrate des hémorroïdes à ce que nous avons dit sur la verrue dont nous avons parlé dans cet ouvrage (n° 78 de la 1re partie), et l'on verra que les effets sont identiques dans les deux cas.

Il en est de même du mal aux yeux, aux dents, au nez, aux oreilles; des dartres, de la gale, des ulcères, des fistules, etc. L'auteur, en parlant des hémorroïdes, a eu l'intention de peindre tous ces autres maux, puisqu'il dit qu'il en est ainsi des autres dépôts, comme des fistules qui guérissent d'autres maladies. Il généralise ensuite son sujet, de manière à l'appliquer à tous les cas de même nature (1).

Si un nosologiste entreprenait l'histoire de tous ces maux, il accablerait l'esprit par la multiplicité de ses distinctions : Hippocrate nous électrise par sa brièveté, et invite à de nouvelles recherches.

107. A l'égard de la provocation et de la direction des maladies, il s'en explique dans les termes les plus formels. — « Il faut travailler,

------

(1) La vraie science de la médecine consiste à généraliser les principes de cette manière : c'est cette méthode qui a fait tous les grands hommes. Les cas particuliers pris isolément, sans les rapporter aux principes, ne fournissent aucune connaissance positive; car on ne peut jamais en déduire aucun raisonnement concluant. L'opinion des Italiens sur les hémorroïdes, comparée à celle d'Hippocrate, nous offre la démonstration de cette vérité.

dit-il, à détourner ce qui se porte là où il ne doit pas aller, faciliter au contraire le transport quand il se fait vers des parties convenables, suivant la nature de chacune des maladies. Voilà le conseil.

Voici maintenant l'exécution, tirée de son livre des Yeux dans l'Homme. — N°. 25. Quand le catarrhe se porte aux yeux, ils s'enflamment, ils deviennent enflés. Il faut y remédier d'abord par des applications humides ou sèches : s'ils sont enflammés, n'y mettez rien ; mais appliquez un cautère actif dans les parties inférieures, ou bien détournez l'humeur par des purgatifs, vous gardant de faire vomir. — N° 27. Si le catarrhe se porte aux yeux, peu à peu, en excitant des démangeaisons, on fera des linimens avec des adoucissans. On détournera l'humeur sur le nez par des errhines ; si cela ne suffit pas, faites des incisions transversales à la tête, qui aillent jusqu'à l'os. — N° 29. Quand l'engorgement est sanguin, on applique le feu sur l'artère temporale, etc.

On trouve dans plusieurs autres articles diverses manières de détourner les humeurs, en provoquant de nouvelles maladies. Il emploie pour cet effet les saignées, les purgatifs, les

émétiques , les sudorifiques , les diurétiques ;
suivant les circonstances , la lancette , le bis-
touri, le fer, le feu, les ventouses , les pessaires,
les suppositoires, les épipastiques, les scaro-
tiques : tout lui est connu, tout est employé à
propos; il semble n'avoir rien ignoré de ce
qu'on fait aujourd'hui.

108. Quant aux passions, Hippocrate a été
le premier à nous dire qu'il fallait en connaître
le jeu particulier dans chaque individu, pour
savoir en tirer parti au besoin , en excitant l'un
ou l'autre mouvement de l'ame, selon les vues
que le médecin peut avoir : tantôt c'est la colère, tantôt la crainte, dont il faut tirer avantage; et ainsi des autres passions qu'il est toujours avantageux de réveiller , surtout dans
les maladies où la machine paraît succomber
sous le poids des maux qui l'accablent. Il est de
fait que la crainte a guéri quelquefois des
maladies contre lesquelles toutes les tentatives
de l'art avaient échoué : mais de tels succès ne
peuvent être le fruit que de beaucoup de
réflexions et d'une expérience éclairée.

109. Hippocrate doit être consulté avec autant de fruit, lorsqu'il parle des précautions à
prendre pour assurer les succès et éviter les

inconvéniens de ces moyens curatifs : disons-le même, personne n'a fourni d'aussi bons préceptes pour parvenir à ce double but.

Il peint d'abord les maladies telles qu'elles sont, en y ajoutant tous les événemens auxquels l'homme de l'art doit s'attendre ; il indique ce qu'il y a de bon et ce qu'il y a de mauvais dans chaque symptôme ; il donne les moyens de fortifier, d'aider ce qu'il y a d'avantageux, et de combattre ce qui nuit.

En parlant des âges, il nous dit quelle est la nature des maladies de chacun. Par-là, on apprend à les conduire, en apprenant ce que le temps, les lieux exercent d'influence sur ces maladies. Il nous indique ce que nous devons faire pour nous conformer à ces variétés. Ses traités des prédictions, des coaques, des fluxions, sont remplis de préceptes qui tendent à la perfection de ce sujet important.

110. Après avoir décrit les parties privilégiées où le mal se transporte, il nous dit les lieux où il est mal placé. Un mal qui va du dedans au dehors est un bien ; la direction contraire est presque toujours funeste.

Si un mal se porte sur une partie qui ne permette pas son développement, comme à un doigt, il peut en résulter aussi des conséquences fâcheuses. En parlant des douleurs aux bras, aux épaules, Hippocrate dit aussi, c'est mauvais : et il a raison , car notre expérience nous a convaincu plus d'une fois de cette vérité.

Il cite souvent le transport des humeurs sur lés yeux, les dents, le nez, comme un bien : dans ce cas il soigne ces parties de manière à faire couler les humeurs. Il ne faut pas, dit-il, les détourner ailleurs ; si vous les détournez, elles se porteront sur d'autres parties, où elles formeront une autre maladie plus grave.

La succession des maladies, à laquelle Hippocrate voulait que les médecins fissent tant d'attention, n'a pas été encore examinée depuis lui et Gallien , avec l'exactitude et le soin qu'ils y apportaient l'un et l'autre ; on ne voit presque rien d'intéressant sur ce sujet chez les médecins modernes, avant Bagliri et Vega.

111. Si nous voulions rapporter tous les préceptes qu'on trouve dans les œuvres d'Hippocrate sur la question importante que nous avons essayé de traiter, nous aurions recueilli ce qu'on a écrit de mieux sur cette matière. Mais, comme chacun peut puiser ces préceptes dans ses ouvrages, il nous suffira d'en avoir présenté

quelques extraits, comme des autorités imposantes en faveur de la doctrine que nous professons.

D'ailleurs, comment établir un meilleur ordre que celui qui règne dans ses ouvrages? comment désunir des points de doctrine qui se rapportent à tant d'autres? Il y aurait de la témérité à le tenter. Jeunes médecins, méditez et méditez long-temps sur les œuvres de ce grand génie de l'antiquité, et vous pourrez vous écrier ensuite : Est-ce là l'ouvrage d'un homme ou l'ouvrage d'un Dieu ?

CONCLUSION.

Il n'y a pas de doute qu'il existe des maladies contre lesquelles d'autres maladies sont un secours curatif. On doit comprendre au nombre de ces dernières toutes les maladies qui se guérissent d'elles-mêmes, celles qui empêchent que le principe morbifique se porte sur des parties essentielles à la vie, et celles enfin qui, par leur activité ou par la différence de leurs effets, font cesser d'autres maladies.

Les affections nerveuses doivent figurer ici en première ligne, soit à cause de leur caractère

distinctif, soit à cause de l'action particulière
d'une des trois facultés acèphales : on trouve
aussi la même propriété dans les maladies
locales, les centres nerveux accidentels , les
points fixes d'iritation , les égouts de toute
espèce, et même dans certains virus et maladies
contagieuses.

L'art n'a aucun moyen direct pour provoquer
les maladies curatives, telles que la nature nous
les offre ; il ne peut que créer des équivalens
lorsqu'elles n'existent pas : mais il peut en régler
plus ou moins la marche lorsqu'elles existent.

Pour obtenir l'un ou l'autre de ces résultats,
sans craindre les inconvéniens qui peuvent s'y
lier d'ordinaire , il faut étudier les lois de la
nature.

Hippocrate est de tous les auteurs celui qui
abonde le plus en préceptes de cette espèce. Ses
œuvres, pour qui sait les étudier , renferment
tout ce que la médecine a de plus parfait. On
y apprend à connaître la nature des maladies
qui se guérissent d'elles-mêmes, la manière de
soigner les égouts salutaires, et ce qu'il faut faire
pour les rétablir lorsqu'ils viennent à se sup-
primer. En donnant un tableau de tous ces
maux, il les acccompagne de préceptes relatifs

à chacun d'eux; on y apprend que les maux se guérissent par des maux contraires, par les médicamens, le fer, le feu, etc. Ceux qui sauront faire une juste application de ces principes, pourront profiter même des désordes de l'économie animale, pour améliorer la santé, comme le nautonier habile sait tirer parti des vents contraires, pour entrer heureusement dans le port.

FIN.

TABLE ANALYTIQUE

DES MATIÈRES

CONTENUES DANS CET OUVRAGE.

PREMIÈRE PARTIE.

(Les chiffres désignent le numéro et non la page.)

13.

des solides ; exemples des heureux effets qui résultent de ces sortes de douleurs, 54 et 55. — Dans le système nerveux, où tout se rattache à un centre commun, une douleur chasse toujours une autre douleur; quelque-fois aussi la douleur exerce une influence utile sur d'autres maladies; il est cependant certains cas où la douleur empoisonne l'existence de l'homme, sans agir comme préservatif ou moyen curatif, 56, 57 et 58.

Section V. *Affections des forces motrices, considérées comme maladies salutaires ou curatives d'autres maladies.* — Quoiqu'on les considère, en général, comme des maladies très-fâcheuses, les affections des forces motrices produisent souvent d'heureux résultats, 59 et 60. — Les forces motrices jouent un rôle relatif aux besoins de la nature dans les passions, ainsi que dans le plupart des maladies; exaltation des forces utile dans la colère; convulsions curatives des maladies fébriles, 61, 62 et 63. — Réactions que la nature emploie pour combattre les diverses causes des maladies; différences des réactions nerveuses et des réactions fébriles, 64 et 65. — La syncope produit chez les personnes fortes et robustes les effets utiles que les convulsions produisent sur les personnes faibles et les enfans : elle est un ac-cident ordinaire de la saignée, à laquelle on attribue mal à propos les heureux résultats que produit la syncope, 66 et 67. — Cas particuliers dans lesquels elle est surtout utile, 68. — La syncope et les convulsions sont deux contrastes qui se guérissent l'un par l'autre, 69. — La division précédemment établie s'applique aux maladies des forces motrices, 70. — Exemples de maladies incurables et de maladies accidentelles des forces motrices qui préservent d'autres maladies , 71 et 72.

Section VI. *Des points fixes d'irritation, ou des maladies locales considérées comme salutaires ou curatives d'autres maladies.* — Les maladies locales sont de deux espèces : les unes sont produites par des causes externes, ou entretenues par un vice local ; les autres (ce sont les seules dont on s'occupe dans cet ouvrage) sont produites ou entretenues par des causes internes, 73. — Un point fixe d'irritation n'est qu'une maladie le plus souvent dégénérée et concentrée sur une partie du corps ; nombreuses espèces de maladies locales qui tendent au bien-être du malade , 74 , 75 et 76. — Tableau qu'en présente Hippocrate, 77. — Observation singulière, au sujet d'une verrue, 78. — Danger d'opérer la guérison de ces sortes de maladies curatives, 79. — Elles se divisent en trois classes, comme les autres maladies, 8... — Les maux locaux qui se guérissent d'eux-mêmes , n'exigent aucun traitement ; on doit surtout éviter de contrarier la marche de la nature, dans leurs effets ou dans leurs changemens successifs, 81 et 82. — Un mal local incurable peut provenir d'un vice héréditaire , ou d'une maladie dégénérée ; il guérit souvent de la phthisie, et devient un préservatif contre une foule de maladies , graves ; nombreuses observations faites à ce sujet, 83 , 84 et 85. — Le mal aux dents est l'une des maladies curatives qui agit avec le plus d'énergie, il est surtout d'une grande utilité dans les maladies aiguës, 86. — La troisième espèce de maladies locales salutaires est très-

SECONDE PARTIE.

PEUT-ON PROVOQUER DES MALADIES CURATIVES D'AUTRES MALADIES ?

DANS L'AFFIRMATIVE, COMMENT POURRAIT-ON LES DIRIGER POUR ASSURER LEUR EFFET CURATIF, SANS COMPROMETTRE L'EXISTENCE DU MALADE ?

———

SECTION Ire. *De la provocation des maladies en général.* —
Pour provoquer une maladie et la diriger à volonté,
il faudrait connaître la nature des principes morbifiques
et l'état momentané des dispositions individuelles. La
nature des principes morbifiques nous est inconnue ; et
les dispositions de l'état individuel du sujet qu'il veut
observer échappent aussi presque toujours à l'examen
de l'homme de l'art, 1 et 2. — L'analyse n'est presque
ici d'aucune utilité ; et l'analogie ne peut donner que
des approximations très-peu satisfaisantes. La médecine
serait vraiment *l'art de guérir,* si l'on pouvait provó-
quer une maladie et la diriger à volonté ; mais il ne
sera jamais au pouvoir de l'art de provoquer des
maladies, telles que la nature nous les offre, 3 et 4. —
Pour suppléer à l'insuffisance de l'art, il faut consulter
l'observation et l'expérience : telle est la marche que les
grands maîtres nous ont tracée. Il faut surtout la suivre
dans l'étude des sciences qui sont en rapport avec la
nature, 5, 6 et 7. — L'art a divers moyens pour seconder la nature dans le développement des maladies
curatives de leur cause, en la ramenant à la marche

régulière dont elle s'écarte quelquefois ; observations particulières sur les périodes successifs d'une maladie , 8. — L'art peut aussi suppléer par un mal artificiel à ces maladies particulières que la nature organise quelquefois, comme une sauve-garde pour la vie ; car il est bien démontré aujourd'hui qu'il existe des maladies curatives d'autres maladies, 9 et 10.

Section II. *Peut-on provoquer et diriger d'une manière convenable les affections nerveuses, pour guérir d'autres maladies ?* — Quoiqu'il existe plusieurs maladies de cette espèce, que l'art ne peut provoquer, il est certain qu'en excitant une partie du système nerveux, on peut déterminer quelques effets dans les autres, 11. — Plusieurs expériences prouvent que diverses maladies ont été guéries par un désordre quelconque d'une des facultés centrales ; et l'homme de l'art peut aussi quelquefois se promettre des résultats heureux, en provoquant une de ces facultés, 12. — On peut exciter une affection nerveuse, par la provocation morale, ou par le chatouillement de l'extrémité sentante des nerfs ; la première espèce de provocation a une latitude immense : quelquefois il convient de les faire concourir l'une et l'autre, 13, 14 et 15. — Les moyens les plus simples exercent un grand empire sur l'esprit, et produisent quelquefois des cures surprenantes, 16. — La musique est mise, avec raison, au nombre des moyens thérapeutiques, 17. — La sensibilité peut être aussi provoquée par les vapeurs et les odeurs, 18. — Les passions de l'ame peuvent naître par la seule force de l'imagination ; il est donc facile de les pro-

voquer, en agissant sur l'imagination, par des tableaux
ou des souvenirs : mais tous les esprits ne sont pas également susceptibles d'excitations. La compassion et la
terreur sont les passions les plus actives, les plus profondes et les plus générales, 19 et 20. — En cherchan
des moyens curatifs dans les provocations morales, on
ne peut pas toujours se promettre le succès; il faut surtout éviter les dangers qui peuvent en résulter; et
dans certaines circonstances, il faut moins avoir pour
but de les exciter, que de les diriger d'une manière
convenable, 21 et 22. — La provocation morale peut
s'appliquer à toutes sortes de maladies, parce qu'il y a
toujours ou exaltation des forces ou debilité, 23. —
Correspondance du moral et du physique dans les
diverses époques des maladies; c'est elle qui indique
l'emploi des provocations morales, 24, 25, 26 et 27. —Les
passions considérées comme maladies sont quelquefois
curatives de leur cause; de quelle manière il convient
de les traiter, 28 et 29. — Les grandes passions sont
au moral ce que les maladies aiguës sont au physique;
danger des remèdes dans ces sortes de maladies, 30. —
Il est des affections morales d'un genre incurable, et
même mortel, 31. — Dans certains cas, il faut satisfaire les passions; dans d'autres cas, au contraire, il
convient de les combattre; exemples des affections,
des passions et même de quelques manies particulières,
employées comme moyens curatifs, 32, 33, 34 et 35.
— Observations particulières sur l'emploi des passions
et des affections de l'ame, suivant les divers âges de la
vie; les révolutions qui s'opèrent à l'age de la puberté;

indiquent que c'est l'époque où les provocations morales doivent être le plus actives, 36, 37, 38 et 39. —
Difficultés qu'éprouve le médecin pour connaître les
affections morales des personnes qui réclament ses soins;
la réserve des malades rend plus d'une fois tous les
secours de l'art inutiles; car la mort est presque certaine, lorsqu'une peine violente concentrée est la cause
de la maladie, 40, 41 et 42. — Quand on connait
les diverses espèces d'affections et les maladies qui
peuvent en être la suite, il faut bien se garder d'en
confondre les effets, en les employant comme moyens
thérapeutiques; on trouve peu d'instructions à cet
égard, dans les auteurs; et cependant l'art de provoquer des révolutions salutaires dans l'économie animale devrait jouer un des principaux rôles dans la
médecine ; exemples, 43, 44 et 45.

Section III. *Peut-on provoquer la sensibilité physique,
et la diriger d'une manière convenable , pour guérir
d'autres maladies ?* — On ne parle ici que de la douleur essentiellement nerveuse, dont la cause n'est pas
encore bien connue, 46. — Observations particulières
sur la douleur nerveuse des mâchoires; elle est presque
toujours salutaire, 47 et 48. — On ne peut provoquer
ces sortes de maladies ; il serait même quelquefois dangereux de le tenter, 49. — Mais si l'art ne peut provoquer les douleurs sèches , il peut souvent en diriger les
effets, d'une manière convenable, ou en abréger le cours,
lorsqu'elles se perpétuent, 50 et 51. — Quand il existe
plusieurs centres de maux nerveux, on peut les guérir
tous, en excitant l'un d'entre eux, 52. — moyens de

rappeler une douleur éteinte, et de diriger convenablement celles qui existent ; il faut quelquefois recourir à des moyens auxiliaires, pour obtenir un plein succès, 53, 54, 55. — Quand la douleur est entretenue par un vice local, on peut la guérir sans danger, mais lorsqu'elle soutient les forces de la vie, il est dangereux de l'éteindre, si l'on n'a pas quelque équivalent pour la remplacer, 56.

Section IV. *Peut-on provoquer les affections de la faculté motrice, et les diriger d'une manière convenable, pour guérir d'autres maladies ?* — Il en est des spasmes et des convulsions, comme de la douleur nerveuse : l'art ne peut espérer de les produire, mais seulement d'en régler les mouvemens ; cependant on peut soulager le malade, soit lorsque les causes sont connues et accessibles, soit en provoquant une douleur vive, 57 et 58. — Les convulsions et la syncope étant de puissans moyens employés par la nature pour guérir les maladies, l'art peut employer, à son imitation, le mouvement et le repos ; mais il ne faut recourir à ces moyens, que dans des circonstances convenables, 59 et 60. — On provoque les affections des nerfs, en mettant les passions en jeu ; et la correspondance des diverses parties du système nerveux explique pourquoi l'excitation d'une seule de ces parties influe sur toutes celles qui sont affectées, 61, 62 et 63. — En considérant le système nerveux comme le centre de la pensée, on explique pourquoi, dans leurs accès de douleur, les malades ont quelquefois des idées bizarres et extraordinaires, 64. — Chaque partie du

corps peut devenir le centre d'un point nerveux, 65.
— Il serait aussi curieux qu'utile de réunir toutes les
observations relatives à l'effet des impressions de certains organes, à leur manière particulière d'agir sur
le centre nerveux, et à l'espèce de réaction qui en
résulte, 66.

Section V. *Peut-on provoquer les maladies locales, les
évacuations habituelles, et les diriger d'une manière
convenable, pour guérir d'autres maladies.* On considère ici l'action nerveuse, comme locale, mélangée
et compliquée, 67. — Les affections des organes sont
presque toutes accompagnées d'affections du système
nerveux; et ce qu'il y a de remarquable, c'est que le
cœur et le cerveau sont les parties dans lesquelles
les maladies locales se trouvent le moins compliquées
d'affections nerveuses, 68. — L'action nerveuse, si
elle était maîtrisée, offrirait à l'homme un moyen
presque assuré de prolonger ses jours; mais ici, l'art
n'imite qu'imparfaitement la nature : il ne peut que la
seconder, quand elle lui a montré le chemin à suivre,
69, 70 et 71.— Règles générales pour la provocation des
maladies salutaires; il faut les diriger dans le sens que
la nature leur a donné; de telle sorte qu'elles parcourent leurs degrés successifs, d'une manière régulière; il faut les rendre stables, quand on veut les employer contre un mal incurable, et les établir dans
une partie du corps convenable; enfin, il faut cor-
sulter la nature des maladies existantes, la constitution, ainsi que l'âge et le sexe de l'individu, et les
maladies qu'il a précédemment éprouvées; car chaque

maladie ayant ses caractères particuliers, les mêmes moyens curatifs ne peuvent être indifféremment employés, 72, 73, 74, 75, 76 et 77. — Quand les fluxions se forment dans des parties convenables, et que leur complication avec des affections nerveuses les rend dangereuses, on peut les résoudre sans déplacement : mais si elles se portent sur des organes précieux à la vie, il faut les détourner ailleurs, 78. — Observations particulières aux affections nerveuses, 79 et 80. — Exemples des heureux effets que peuvent produire les points fixes d'irritation, 81. — Pourquoi ceux qui mènent une vie active sont moins exposés que les autres aux maux chroniques, 82. — Les affections nerveuses ont des rapports immédiats avec tous les systèmes organiques, mais surtout avec le vasculaire sanguin, 83. — Tous les moyens de l'art, dans les maladies locales, consistent à provoquer des douleurs, des irritations, des égoûts et des évacuations de toute espèce, 84. — Mais l'emploi de ces moyens ordinaires présente quelquefois des dangers; circonstances dans lesquelles un cautère et un vésicatoire sont utiles, et où ils peuvent être insuffisans ou même dangereux, 85, 86 et 87. — Pour obtenir des résultats certains, il faut que le médecin se livre à des études approfondies, et sache profiter des leçons de l'expérience, 88.

Section VI. *Peut-on provoquer certains virus de maladies contagieuses, et les diriger à volonté, pour guérir d'autres maladies?* Tous les individus ne sont pas disposés à être affectés d'une maladie contagieuse ou d'un vice humoral; de telle sorte qu'il est quelquefois impossible de provoquer les diverses espèces de virus, 89 et 90. — Dans le cas où l'individu serait disposé à contracter une maladie de ce genre, rien ne garantit l'effet qu'elle pourrait produire sur lui; car la plus légère maladie occasione souvent des désordres graves dans l'économie animale; la petite vérole n'est pas elle-même toujours une maladie dépurative, 91 et 92. — Tant qu'on n'aura pas d'ailleurs une connaissance bien exacte d'un virus, comme de celui de la petite vérole, il ne sera pas au pouvoir de l'art, d'en faire un emploi utile; d'autant que la guérison du vice contagieux qu'on aurait introduit peut présenter ensuite beaucoup de difficultés, 93 et 94. — La méthode récemment proposée d'introduire un virus, pour en guérir un autre, doit donc être écartée dans la pratique, si l'on en excepte la vaccine et la gale qui peut aussi être inoculée avec succès dans certains cas, 95 et 96. — Analogie qui existe entre cette dernière maladie et les affections nerveuses; la gale spontanée peut naître des affections de l'ame; et la gale peut produire aussi les maux de nerfs; observations faites à ce sujet, 97 et 98. — D'après ces observations, la gale peut être mise au nombre des affections nerveuses; et sous ce rapport, on peut la considérer comme un moyen utile pour détourner les affections morbifiques. Exemples, 99 et 100. — Circonstances où l'on peut déterminer une déviation favorable dans les autres maladies virulentes, 101.

Section VII. *Le principe développé dans cet ouvrage, qu'il existe des maladies curatives d'autres maladies, a été reconnu par Hippocrate.* On trouve dans les ouvrages d'Hippocrate la réponse à la question traitée dans cet ouvrage : il a développé ce principe, qu'*un mal peut guérir un autre mal;* il a donné la nomenclature d'un grand nombre de maladies curatives d'autres maladies ; et a reconnu particulièrement la vertu salutaire des affections nerveuses : de telle sorte, qu'en recueillant ses observations, on a la connaissance la plus parfaite qu'on puisse avoir de ces maladies, 102, 103, 104, 105, et 106. — Excellens préceptes qu'il donne sur la provocation et la direction des maladies curatives, 107. — A l'égard des passions, Hippocrate a dit aussi que le médecin pouvait en tirer un grand parti dans la pratique de son art, 108. — Précautions qu'il recommande, pour assurer le succès et éviter les inconvéniens de ces moyens curatifs, par le choix des parties du corps où la maladie artificielle doit être fixée ; nécessité de consulter les ouvrages de ce grand homme, 109, 110 et 111.

CONCLUSION. — Il n'y a pas de doute qu'il existe des maladies curatives d'"autres maladies : telles sont les affections nerveuses, les maladies locales, les centres nerveux accidentels, les points fixes d'irritation, les égouts de toute espèce ; et même, dans certains cas, les virus et les maladies contagieuses.

L'art n'a aucun moyen direct pour provoquer ces maladies, telles que la nature les offre ; il ne peut que créer des équivalens quand ces maladies n'existent pas, ou les diriger quand elles existent.

FIN DE LA TABLE.

14

ERRATA.

Page 16, 2ᵉ alinéa : cet alinéa doit porter le n° 20.

— 23. 2ᵉ alinéa : cet alinéa doit porter le n° 26.

— 46, (intitulé de la section) après ces mots : *de la sensibilité physique*, ajoutez : *considérées.*

— 2ᵉ alinéa, n° 87, *lisez : n° 86.*

— 142, ligne 15, d'abord fluxionnaire : dans l'enfance, *lisez :* d'abord fluxionnaire, dans l'enfance.